日本近代医学史

西洋医学受容の断層像

金津　赫生

はじめに

安政六年（一八五九年）、数世紀に及んだ鎖国体制が解かれて長崎、横浜、函館の三港が開港されました。今年（平成二十一年）は開港一五〇周年に当たり、横浜などではさまざまな記念行事が執り行なわれました。

開国と言えば、さらに五年前の日米和親条約締結まで遡ることになりますが、西洋近代医学の教育が我が国で正式に始められたのは安政四年（一八五七年）のことです。幕府の医学伝習所がスタートし、そこに起源を置く長崎大学医学部は一昨年、一年遅れて建てられた「神田お玉が池種痘所」を嚆矢《こうし》とする東京大学医学部は昨年、それぞれ創立一五〇年を迎えています。

私事になりますが、私が卒業した熊本市立慶徳小学校は明治七年の創立で、昭和四十九年に百周年を迎え、記念誌『慶徳百年』（昭和五十一年）を発行しました。その中に、校区内の山崎町に再春館跡という史跡があること（創設時には飽託郡古町村二本木にありました）、再春館は宝暦七年（一七五七年）に設立された医学校で、我が国最初の公的医育機関であったこと、またフランス文学者の内藤濯《あらう》が大先輩であることなどが記述されていました。

また昭和五十八年には、やはり母校の熊本県立第一高等学校が創立八〇年を迎え、『隈本古城史』（昭和五十九年）を刊行しましたが、これは同校が古城跡地に新築移転されて二五周年の記念でもありました。古城町という町名は、鹿子木親員（室町時代後期の南朝方武将）が同地に築いた隈本城を加藤清正の熊本城と区別して「古城」と呼んだことに由来します。古城医学校は、明治三年に再春館を廃して開設された洋式医学校で、その設立に尽力した一人が、前述の内藤耀の父親で横井小楠の弟子だった内藤泰吉（一八二八〜一九一一年）でした。内藤泰吉は長崎でポンペに学んでいますが、長崎から校長に吉雄圭齋を、教頭にオランダ医マンスフェルトを迎えました。その門下から浜田病院（駿河台）の設立者である産科学の濱田玄達、衛生学の緒方正規、細菌学の北里柴三郎などが輩出しましたが、マンスフェルトが明治七年に任期満ちて去ると、まもなく廃校になりました。なお、同地にはジェーンズが教える熊本洋学校も並び立ち、海老名弾正、横井時雄、徳富蘇峰らが育っていきました。

職務上、医学史を講ずる立場にあった私は、前述の記念誌にも思いを致し、いつしか日本近代医学史に関心が向くようになりました。平成十一年に定年退官し、時間の余裕ができたのを機に、東京の古書街や古書展に足を運んでは、医学史関連資料を探しました。いろいろな文献に触れるうちに疑問が生じ、またふとしたことでその謎が解ける快感、探している文献に偶然出会う喜びを経験しました。本書はそのような経験を生かし、近代日本医学史上に残されているいくつかの謎を多少とも解明すべく、資料そのものに語らせるように心がけてまとめてみたものです。

新しい資料を提示することはできなかったものの、日記、書簡、体験談などの一次資料を照らし合わせることによって、事象の推移を浮き彫りにできたように思います。

開国から明治七、八年頃までを対象と致しましたが、当時は必要から変名を使うものがあり、また養子縁組による改姓や、元服、隠居などの人生の節目、あるいは維新など社会の変革に際してしばしば改名が行なわれ、さらに外国人名の読み方や表記も様々で生国があいまいであることもあり、よくよく注意しなければ個人の認知が難しい時代でした。

日本近代医学の「かわたれどき(明け方)」に行き交った、さまざまな人々の息づかいを感じて頂ければ幸いです。

なお、執筆に当たり、以下の点に留意しました。人名はなるべく一般に用いられている表記に従い、引用文は日記を除いて、内容が損なわれない範囲で平易に書き改めました。生没年を除いて、年月日は改暦までは日本暦で表記して西暦を（　）内で補足し、引用の省略部分は……、注記は（　）で示し、原著者によるものは〔　〕で区別しました。

平成二十一年秋

金津赫生

目次

序章　オランダ通詞の医術から蘭学へ

近世西洋科学は一五四〇年頃に始まったと見なされています。一五四三年、コペルニクス（一四七三〜一五四三年）の地動説が公にされ、ヴェサリウス（一五一四〜六四年）の解剖書『ファブリカ』が出版されました。また、この年にはポルトガル船が種子島に漂着して鉄砲を伝え、日本人の前に西洋が立ち現れました。一五四九年には耶蘇会のフランシスコ・ザビエルが鹿児島に上陸し、領主の許可を得てキリスト教の布教を始め、肥前、周防、堺を経て京都まで上りましたが、相次ぐ戦乱に失望して、二年余りで日本を離れました。その後ポルトガルの医師ルイス・アルメイダ（一五二五〜八三年）が来日し、一五五六年頃、大友宗麟の庇護を受けて、府内（大分）に洋式病院を建て、治療の傍ら医学教育（南蛮医学）も行なったと言われています。

ご承知のように、鉄砲の伝来により戦争が様変わりし、戦国時代に終止符が打たれました。日本が統一国家に復帰すると、キリスト教（当時は切支丹、天主教、耶蘇教、南蛮宗、西教などと呼ばれました）の宗旨は世俗的統治に不都合な様相を呈するようになり、天正十七年（一五八九年）には秀吉によって伴天連（カトリック神父、パードレのこと）追放令が出されています。

徳川時代に入ると日本人の海外渡航禁止、キリスト教禁教、キリスト教徒の国外追放、帰国者の死罪、踏み絵、大名の外国貿易取締り、ポルトガル船の入港禁止などと禁教鎖国政策が続き、一六三七〜八年に島原の乱が起こり、鎮圧された一六三九年には鎖国体制が固まりました。鎖国体制下では、西洋諸国のうちオランダ国からのみ、通商目的に限って渡来が許されました。とはいうもののオランダ商館は平戸から出島に移され、オランダ人は出島に封じ込められ、オランダ商館長（カピタン）は毎年（幕末には四年毎に）、江戸に参府して将軍に交易の報告とお礼をするように義務付けられました。

一六四九年には医師カスパル・スハムブルヘルが来日し、江戸にしばらく滞在してカスパル流外科（紅毛医学）を伝えています。その後は、オランダ通詞たちが商館医たちから学び取ったオランダ流外科が一子相伝で伝えられ、「西流」、「桂川流」、「楢林流」、「吉雄流」などの流派が生まれました。

徳川幕府は儒教を重視しました。五代将軍綱吉は孔子の廟堂（聖堂）を上野忍岡から湯島に移し、広大な敷地に壮麗な大成殿を造営しています。大成殿は元禄四年（一六九一年）正月に落成し、綱吉は孔子の郷地昌平に擬して、湯島に抜ける坂を「昌平坂」と呼ばせました。神田川にかかる一口橋が「昌平橋」と名を変え、聖堂の敷地内西側に昌平坂学問所（昌平黌）が出来てからは、神田川を挟んで淡路坂に合い沿う、相生坂も「昌平坂」と呼ばれるようになりました。現在、両昌平坂の交差点に「古跡昌平坂」の石碑が建っています。

湯島聖堂が落成したこの年には、オランダ商館のドイツ人医師ケンペル（一六五一～一七一六年）が初めて参府しました。その『江戸参府旅行日記』によると、ケンペルは綱吉から「内科と外科の病気のうちで、何が一番重く危険だと思っているか」「がんとか体内の潰瘍に其方はいかに対応しているか」などと質問されています。ケンペルは翌年も参府し、カピタンが綱吉から質問攻めに遭う様子を書き留めています。「其方はポルトガル人が持っていたような聖像を持ってはいないのか」などのきわどい質問に、オランダ人たちは「いいえ」と答え、毎年繰り返される役人の法規朗読に対しても、「カルケマッタ（かしこまった）」と答えて、幕府との交易を続けることができたのでした。

一七〇八年、イタリアの宣教師シドッチが屋久島に潜入し、捕らえられて江戸に送られ、新井白石の訊問を受けました。白石はその時の状況を『西洋紀聞』や『采覧異言』にまとめ、キリスト教宣布が必ずしも政治的侵略を意図するものでないと記しました。このことが八代将軍吉宗による漢訳洋書の輸入解禁（一七二〇年）への道を開きます。

一方、後藤艮山《こんざん》（一六五九〜一七三三年）は当時の漢方医学の形骸化に飽き足らず、日本古来の『古医方』を唱えました。その門下生の山脇東洋（一七〇五〜六二年）は、一七五四年に死刑屍の解剖を見、五年後に『臓志』を著しています。

漢方医の多紀元孝（一六九五〜一七六六年）が神田佐久間町に躋寿館《せいじゅ》を創設し、子弟の医学教育を始めたのは明和二年（一七六五年）で、肥後藩の再春館が設立されてから八年後のことです。躋寿館は、のちに幕府の正式教育機関（医学館）になっています。

杉田玄白（一七三三〜一八一七年）はドイツ人クルムスの著した解剖書『ターヘル・アナトミア』を入手していましたが、明和八年（一七七一年）、刑死者の腑分けが行なわれると聞き、前野良沢（一七二三〜一八〇三年）や中川淳庵（一七三九〜八六年）と共に、同書を携えて小塚原の刑場に赴いたところ、前野良沢も同じ書を持参していたので驚き、さらに同書の図と腑分け所見がよく一致することに驚愕したと、その『蘭学事始』にあります。翌日から同志たちが前野宅に集まり、鳩首《きゅうしゅ》して翻訳を始め三年後に完成させたのが、『解体新書』（一七七四年）です。

文政六年（一八二三年）には、オランダ商館付医官としてドイツ人医師フィリップ・フォン・シーボルト（一七九六〜一八六六年）が来日しました。シーボルトは翌年、長崎郊外の鳴滝に塾を開きましたが、『解体新書』の出版から半世紀を経てオランダ語を解する者も多く、優秀な弟子を沢山育てることができたのでした。シーボルトは、弟子たちそれぞれにテーマを与え、オランダ語でレポートを書かせて、自分の日本研究にも役立つようにしました。また文政九年（一八二六年）の江戸参府の折には、多数の訪問者から質問攻めに遭いながら、医学実地教育も果たしたのでした。しかし、質問者たちがお礼にと贈呈した貴重な品々を積んだ船が長崎出航前に嵐で大破し、禁制の品々が露見したため、シーボルトは日本退去を命じられ、五十人ほどの日本人が処罰されています。

マサチューセッツ総合病院で歯科医師モートンによるエーテル麻酔下での腫瘍摘出が行なわれたのは、一八四六年のことでした。その翌年にはエジンバラでシンプソンによるクロロフォルム麻酔が無痛分娩に応用されています。それ以前には笑気による実験もありましたが、我が国ではすでに一八〇五年に華岡青洲（一七六〇～一八三五年）が漢方薬（通仙散）を蘭方外科に取り入れ、乳がんの無痛手術に成功していました。また橋本左内は、華岡流を学んだ父親の教えを受け、嘉永五年（一八五二年）十九歳の時に恩師の母堂の乳がん切除手術を行なっています。

産科医イグナツ・ゼンメルワイス（一八一八〜六五年）が産褥熱予防のため、手洗い励行を義務付ける注意書をウィーン総合病院解剖室のドアに貼ったのが一八四七年で、一八六七年にはジョセフ・リスター（一八二七〜一九一二年）による石炭酸消毒法が医学週刊誌『ランセット』に発表されています。

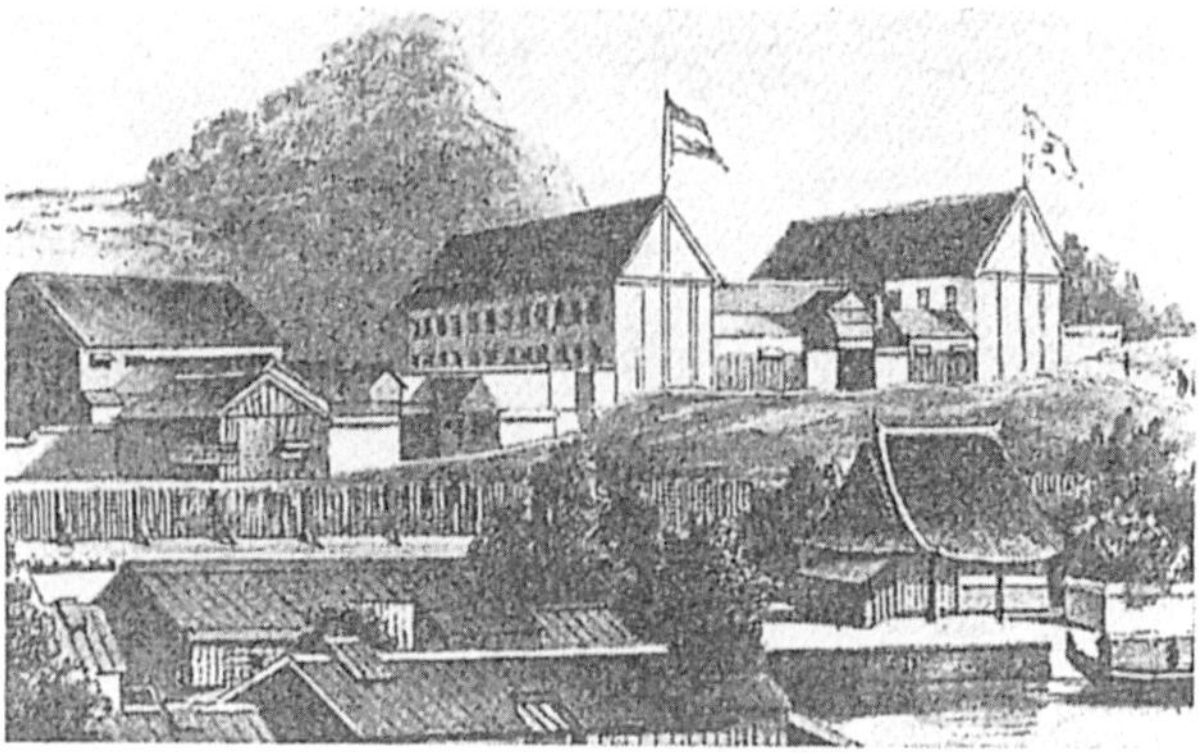

長崎に建てられた小島養生所

また嘉永二年（一八四八年）にはドイツ人でオランダ軍医のオットー・モーニッケ（一八一四〜八七年）により聴診器と種痘法が日本に伝わっています。蘭方医学は種痘の普及活動を通じて全国に広がって行きました。

安政四年（一八五七年）にオランダ軍医ポンペ・ファン・メールデルフォルト（一八二九〜一九〇八年）が長崎の海軍伝習所の医官として来日し、長崎西奉行所で松本良順らを相手に医学教育を始めました。またその翌年には蘭方医・伊東玄朴たちによって神田お玉ヶ池に種痘所が創設されました。

安政五年（一八五八年）、井伊直弼が大老に就任、アメリカ・オランダ・ロシア・イギリス・フランスの五カ国との修好通商条約が調印されました。その結果、一八五九年に長崎、箱館ならびに神奈川の三港が開港される運びとなりました。当時、蘭方医学は外科、眼科を除いてご法度だったので、蘭方医たちは相当苦労したようですが、井伊大老や老中・堀田正睦《まさよし》などの配慮があって、ポンペは医学教育を続けることができ、聴講者も次第に増えて行ったのです。文久二年（一八六一年）には大村町に小島養生所が建てられ、診療と医学実地教育が始まりました。

第一章　開港から戊辰戦争終結まで

第一話　蘭方医たちに描かれた幕末長崎

鎖国体制下、二百年以上にわたって唯一の国際港であった長崎は、安政六年（一八五九年）の開港を受けて、著しい変貌を遂げました。

オランダの東インド会社はバタヴィア（現インドネシアのジャワ島西部北岸）駐在のアルベルト・ボードウィン（一八二九～九〇年）を長崎に派遣しました。彼は後にオランダ領事を勤めたほか、デンマークやスイスの領事も兼務しました。あまり注目されていませんが、開港期にあって、その存在を無視することのできない一人です。

イギリスからは商人グラバーやオールトなどが、またアメリカからはまず宣教師リギンズやウィリアムズが、続いてフルベッキが渡来しました。安政四年（一八五七年）に来日して、医学所・小島養生所で教えていたポンペは、五年の任期を終えて文久二年（一八六二年）に帰国し、入れ替わってアルベルト・ボードウィンの紹介で、その兄のアントニウス・フランシスクス・ボードウィン（一八二〇～八五年）が来日しました。以後、兄を「ボードウィン」、弟を「アルベルト」と呼ぶことにします。

東インド会社の支援を受けたシーボルトは、長男アレキサンダーを連れて念願の再来日を果たし、かつての愛妾《あいしょう》タキの娘イネならびに孫の高子《たかこ》と出島で対面しました。高子によると、イネは多少オランダ語を話したそうですが、シーボルトは終始日本語で話したということです。イネはそのおぼつかないオランダ語でシーボルトに何を語りかけようとしたのでしょうか。

プロシャの遣日使節オイレンブルグは文久元年（一八六一年）一月、長崎を離れる直前に老シーボルトに会っていますが、盛装して現われたシーボルトは眼に涙を浮かべていたと、その『日本滞在記』に記しています。日本に関する著述を完成させるため、シーボルトがヨーロッパに帰ることはないだろうと、オイレンブルグは感じたそうですが、それから数ヵ月後に、シーボルトはイギリス公使館付通訳官となった長男のアレキサンダー（一八四六〜九一年）を残して離日しました。

シーボルトは日本を最もよく知っていると自負し、幕府の外交顧問として活躍していましたが、思わぬ嫉視に遭い、江戸では身柄の保証はできないとして長崎に戻された後、バタヴィアに召喚され、本人はまた日本に戻るつもりだったようですが、そのままオランダへ返されたのです。帰途、オランダのボードウィン家に立ち寄ったと思われます。アルベルトは「(シーボルト）先生は大変礼儀正しい人ですから、丁重に迎えてくださ い。彼は老獪な古狐ですから、用心してくださ い」などと家族への手紙に書いています。シーボルトは郷里のヴュルツブルグに帰り、間もなく亡くなりました。以後、長男アレキサンダーのことを「シーボルト」と呼ぶことにします。

長崎港に面する大村藩領の大浦は公領とされ、その周辺水域が埋め立てられて外国人居留地が元治元年（一八六四年）に完成しました。翌年の慶応元年には、出島のオランダ商館と長崎の海軍伝習所が閉鎖され、出島も外国人居留地に編入されます。小島養生所は「精得館」と名称を変え、分析究理所（化学物理学校）が併設されました。教官にはクーンラート・ウォルテル・ハラタマ（一八三一～八八年）が迎えられ、慶応二年三月に来日して、医学生にも理化学を講ずることになりました。

同年七月一四日、ボードウィンの後任としてC・G・ファン・マンスフェルト（一八三二～一九一二年）が着任しましたが、その少し前に、幕府からボードウィンに対して、「瀬戸内海を通って江戸に向かうように」という要請が届いていました。ハラタマは内乱（第二次征長戦争）の折でもあり、単身で出かけるのは危険だと忠告し、マンスフェルトも同意見でしたので、ボードウィンはハラタマと同道することを幕府に願い出て許可されました。二人は七月十六日（精霊流しの夜）に長崎を出航して、二十一日に兵庫に着港しています。その前日、大阪城で第十四代将軍家茂《いえもち》が二十歳で死去。以下は、将軍の最期を看取った松本良順の回顧からの引用です。

「爾来《じらい》公の病ますます劇に至りければ、急使を以てボードエンを長崎より召す。ボードエン兼程《けんてい》して神戸に至るの日、公にはついに薨《こう》ぜらる。衆驚愕なすところを知らず。予をして神戸に至り、ボードエンの上陸を止め、直ちに長崎に帰らしめんことを命ぜられ、多くの幣帛《へいはく》を彼に与え、遠来の労を謝すべしと託せらる。ただし将軍薨去《こうきょ》の事は秘すべしとなり」（『蘭疇自伝』）

松本は艦上でボードウィンと会い、将軍死去の事実を打ち明けて他言しないことを堅く約束させると、大坂城に戻り、「将軍は快方に向かったと言ってボードウィンを去らせた」と報告しました。一方、ボードウィンらはそのまま江戸に向かいます。ボードウィンらの江戸行きはすでに予定されていたので、幕府の将軍危篤隠蔽工作は松本をも欺くものだったのです。

江戸に着いたボードウィンは帰国に際して四人の留学生を伴いたいこと、江戸に大病院・医学校を創設する計画があれば、母国の許可を得て、再度来日する意思があることなどを改めて幕府側に伝えたものと思われます。それに対し幕閣は、多事多難の折であるとして留学生派遣を拒絶しました。ハラタマもこの好機を利用して、舎密《せいみ》（化学を意味する「Chemie」からの音訳）局の江戸開設を説いたこと思われます。ハラタマが江戸滞在延期を申し出て許可された文書が残されています。老中は二人を江戸城外苑に招待したりして厚遇しました。二人は江戸に八日間滞在し、横浜でも日を過ごして、八月二四日に長崎に帰着しました。ボードウィンとハラタマの身柄は、新将軍の布告（八月二十日）まで確保されていたかたちとなりました。ボードウィンらが長崎に帰り着いた日に、ボードウィンの意を受けたオランダ総領事ポルスブルックは老中宛に書簡を送り、重ねて留学生のオランダ同行を申し入れています。

明ければ慶応三年（一八六七年）、いよいよ維新前夜を迎えました。長井直安（朝吉、長義、一八四五～一九二九年、日本近代薬学の開祖、エフェドリンの発見者、女子教育貢献者）は、当時の長崎の情景を、日記（『朴堂瓊《けいほ》浦日抄』）に克明に書き残しています。阿波徳島藩から医学修業の藩命を受けた長井は、数人の同伴者とともに慶応二年十二月十八日に長崎入りしました。蘭学塾に入門するとともに精得館に名前を登録し、マンスフェルトの講義を聞いたり、その診療を見学したりの日々が始まります。以下に日記の一部を引用し、解説を加えていきたいと思います。

「（慶応二年）十二月十九日　晴、……諸子と街に逍遥《しょうよう》す。先ず大浦に至る。西洋館に入るに美麗目を驚かす。……耳目に触る、者一として奇ならざるはなし。……西人我国語を云ふ甚だ妙なり。

(慶応三年正月)十六日 晴、寒甚しく手凍る。……諸子と病院に行き、講釈後包帯伝習、病室へ行く。英国軍艦水夫三人痘を病みて院に入り来る。皆廿五六歳なり、英国にて痘を「スモルポック」と云ふ、小痘の意なり。軍船の医も同行して来り、満(マンスフェルト)氏と対話数刻、真に我国の医の相談と同一なり。……満氏は蘭人なれども能く英語を為す。……

廿一日 ……八ツ半時より公儀御医師松本良順、戸塚文海、緒方惟準《これよし》、佐藤尚中《たかなか》四人雑盃を酌《く》むに付玉川亭へ行く。松本銈《けい》太郎、緒方はボードウィンを尋ね洋行す。分析先生(三崎嘯輔《しょうすけ》)、佐藤、戸塚は舎密家ハラトマン(ハラタマ)を従へて江戸に帰る。……」


松本良順(一八三二～一九〇七年、佐藤泰然の次男、維新後は順と改名)や佐藤尚中(一八二六～八二年、泰然の養子、当時は舜海と称す)が登場しますが、この時期に松本が長崎に居たことは、その自伝に書かれていません。

松本はポンペの離日とともに江戸に戻り、その後は戸塚文海(一八三五～一九〇九年、戸塚静海の養子、後に海軍軍医総監)が引き受けていましたが、慶応元年になって精得館(のち長崎医学校と改称、現長崎大学医学部）に学生騒動が起こり、松本はその収拾のために長崎行きを命ぜられたことがあるので、三度目の長崎訪問となります。

また緒方惟準（平三、洪哉、一八四三〜一九〇九年、緒方洪庵の次男）も洪庵が没したあと、江戸に帰っていました。ボードウィンは留学生候補として、緒方惟準、松本銈太郎、池田謙斎、戸塚良平（文海の弟）の四名を挙げていましたので、幕府派遣留学生が緒方惟準と松本銈太郎（一八五〇〜七九年、良順の長男、ハラタマに化学を学んでいた）の二人に決まったことについてボードウィンの了解を得る必要があったと思われます。

また江戸招聘が決まったハラタマとの打ち合わせもあったでしょう。松本は、家茂公死去数日後に、石川香雲院（玄貞）と共に慶喜公に奉仕することを命ぜられて京都にいましたが、「在京の間、閑暇無事ほとんど一年に至り」と回顧しています。松本の長崎行きはこの間のことと思われます。尚中は良順のお目付役でしょう。ハラタマとともに江戸に向かったのは分析先生こと三崎嘯輔と、佐藤道碩、それに戸塚（良平？）でした。

長井直安は本来、ハラタマの下で舎密学（今日の化学）を学びたかったのですが、ハラタマが長崎を離れることになったので、化学者で写真家の上野彦馬に弟子入りし、化学操作を手伝いながら、化学実験の手ほどきを受けることにしました。のちには彦馬邸に住み込んで、写真館に出入りする要人（伊藤博文など）とも接触しています。化学実験の方に精を出し過ぎて、病院への出席がおろそかになり、幕府役人から忠告を受けたこともあったようです。マンスフェルトの教えることは古く、学ぶに足りないと弁ずる人がいたことも書き留めています。

一方、ボードウィンからマンスフェルトに代わって、「これでやっと自分も内科の勉強ができる」（眼科が得意のボードウィンは内科の講義を戸塚文海に任せていたようです）と喜んだ池田謙齋のような人もいました。雑盃を交わした翌日、今度は門下生たちが松本ら四巨頭とハラタマを招いて送別会を催しました。ボードウィンはジャワ旅行に出かけて不在、マンスフェルトはその夜、深酔いして次の日の授業を休んでいます。ボードウィンは二月十三日に一旦出島に戻り、患者であった鍋島直正（閑叟《かんそう》）公に挨拶するために肥前に旅行したりして、四月頃になって横浜にやって来ました。オランダ総領事を介して、幕府海軍付属の病院を江戸に創設し、二年間勤務するという契約を交わしてアメリカ郵船でヨーロッパへ向かいました。オランダに留学する緒方と松本、それに筑前黒田藩から依託された留学生、武谷椋山《りょうざん》と赤星研造は横浜でボードウィンと合流したものと思われます。

「（五月）七日……土州此度当地に於て屋敷買上げ、海援隊と名づけ、土州（土佐藩）脱走（脱藩）

人有名有志之輩、人を殺さず無罪の者を御引返しに相成、且他藩なり共脱藩人を養ひ申すべき積りにて建て中候……

（六月）七日　……丸山辺にて此頃の土紀（土佐と紀州）の争論の歌、尤も土州薩州（薩摩藩）脱藩組の中より始まり候かと存候。

しづめられたるつぐのい金を首で取るのがよござんしよ」

土紀の争論とは海援隊が発足直後に遭遇した「いろは丸」事件のことです。

今日をはじめと乗り出す船は　稽古始めのいろは丸

と勇んで初航海に出た『いろは丸」は瀬戸内海を走行中、長崎に向かう紀州藩の「明光丸」と衝突しました。坂本竜馬をはじめ、海援隊員は皆「明光丸」に乗り移って無事でしたが、「いろは丸」は沈没、その賠償交渉は現地で決着せず、長崎で行なわれることになりました。交渉を有利にするために丸山などではやらせた歌の一つがここに紹介されたものですが、一般に知られているのは「船を沈めた其の償いは、金を取らずに国を取る」というものです。

後藤象二郎（一八三八〜九七年）を代表とする土佐藩が後ろ盾にいたとはいえ、脱藩浪人の集まりに過ぎない海援隊が御三家紀州藩に要求額通りの賠償金支払いを承諾させたのは、まさに時代を象徴する事件でした。後藤が、調停役に英国提督を挙げたのに対し、紀州側は薩摩藩士・五代才助（友厚）を指名しました。「いろは丸」は海援隊が斡旋して大洲藩に買わせた上で借り受けたもので、元の船主はポルトガル人でしたが、彼にこの船を売ったのが五代才助で、交渉の帰結はすでに決まっていたようなものです。元の船名は「アビソ号」といい、売買を仲介したアルベルトは売却に際して、船尾の美人像に向かって、「さらばアビソよ」と泣く真似をしたと言い伝えられています。

「アビソ」がオランダ美人をさすという説がありますが、アーベーセー（ABC）に由来するとも言われ、後者なら「いろは」丸の命名と符合します。アルベルトは「〝せす〟までやらねば」とつぶやいたとも言われます。この〝せす〟とは、いろは言葉の最後の方の「せす」を指し、この船が最後までその使命を果たすようにとの願いを込めたものと思われます。しかし、この願いも空しく、「いろは丸」は沈没してしまいました。

「（六月）十四日　……浦上と云ふ村中西教（キリスト教）を学び居候に付八十人召捕候処、後より二千人ばかり村長迄訴へ出で、村長遂に遇わず、長崎奉行に申出候筈。浦上は大村にして、村中残らず西教を学居申候由也。」

浦上では内部告発などによって何度もキリシタン宗徒の存在が発覚していましたが、小石川のキリシタン屋敷に入牢させたりして改宗させ、表沙汰にせずに幕府の体面を保ってきました。キリシタン屋敷の最後の入牢者は、そこで獄死したシドッチだったそうです。しかし、この度のキリシタン発覚事件（いわゆる浦上四番崩れ）では、フランスの神父という強い味方を得た上で、自らキリスト教徒であると名乗り出てきたもので、改宗させるのは容易ではなく、幕府は処分を先送りにしました。

新政府は幕府の取った禁教方針を受け継ぎ、慶応四年三月、

「切支丹邪宗門ノ儀ハ堅ク御制禁タリ若不審ナル者有之ハ其筋之役所ヘ可申出御褒美可被下事」なる高札を立てました。これが大きな外交問題となって、岩倉使節団派遣にもつながって行きます。

「（六月）廿七日……昨日同行の長与（専斎）は蘭学家の高名を得候人にて、病院にても扱ひ方大に他生と違ひ申候。緒方の塾頭にて、九州第一と美評有之人にて、性も温厚にして浮華なし、年も三十余に相成申候人故友として徳を得申候かと存じ、親しく付合ひ申候。……

七月一日　晴、熱度は八十八度（華氏）に及ぶと云ふ。朝病院へ出て、午後写本即ち舎密（局）必携

金属部。夜奥へ行く。茶出で、先生（上野彦馬）及び家（族）と納涼。土生（土佐藩士）萩原子（三圭か）来訪。
四日……長州より小笠原壱岐守の首差出候様申出に付、復、幕兵一手にて征討始まり候由、右いずれも長州の町医師近来当地に住居仕候人の話、真偽不詳」

長井直安の日記は七月二十一日で終わり、翌年三月二十五日、長井らは藩命により帰藩しました。長井とともに阿波藩から派遣され、日記にもしばしば出てくる高橋とは、芳川顕正のことで、学費に不自由するとボードウィンの講義録などの写本を筆耕して内職としたそうです。のちに長与専斎と思わぬところで再会することになります。日記にある『舎密局必携』は彦馬の著書です。長崎でフランス語を学んでいた中江篤介《とくすけ》（兆民）が、竜馬の使い走りをしていたのはもう少し前のことでしょうか。中江は萩原三圭に蘭語を習ったことがあるそうです。長井の日記に後に外交官となる青木周蔵の名は出てきませんが、長州の町医師とあるのは周蔵のことと思われます。周蔵は土紀の争論の直前に長崎に来ていました。談合を得意とする周蔵のことですから、土紀交渉の推移を長井以上に興味を持って見守っていたことでしょう。

長与専斎（一八三八〜一九〇二年、「衛生学」の命名者で日本衛生学の祖）は、長井の日記にもあるように適塾の塾頭を勤めていましたが、師の洪庵から、子息惟準の監督も兼ねてポンペについて学ぶように勧められて、万延元年（一八六〇年）、長崎にやって来ました。ポンペに学んだ後、藩命によって一旦大村に戻ったものの藩主が狩猟中に銃創を負い、その治療法についてボードウィンの教えを受けるように要請されました。長与は昼夜兼行で事に当たり、幸い藩主の傷も癒えたため、藩の重臣たちもようやく蘭方外科の優秀さを認めるようになったということです。

長与はこの後、改めて医学伝習を命じられ、数名の学生を引き連れて出崎しました。長与の自伝『松香私志』によると、ボードウィンからマンスフェルトに代わった頃に生徒は百人以上いましたが、薩長二藩の人たちは入学を許されなかったそうです（長州人が薩摩人になっていたとの証言もあるので、排除されていたのは長州藩だけだったとも思われます）。他藩の生徒も時勢を評し合って、学問治療のことはその日その日の課程を型のごとく済ませていくだけで、何事も手につかない有様でした。

長与もマンスフェルトの講義を聞いたり、診察を見学する傍ら、寓居で大村から連れてきた人たちに講習を行なったりしていました。長州藩から医学修業の命を受けて長崎に来ていた松岡勇記（一八三四〜九六年）と青木周蔵（一八四四〜一九一四年）が変名を使って長与を訪ね、講習をともにしたこともあったそうです。松岡は適塾で学んだこともあり、その「物干し台」武勇伝は福翁自伝にも紹介されています。のちに県立宇都宮病院長、茨城県立病院長などを歴任しました。長与は二人との縁で木戸孝允、伊藤博文、井上馨などの長州人と知り合うことができたと語っています。

慶応三年（一八六七年）十二月九日、王政復古の大号令が出、翌四年一月三日、鳥羽・伏見の戦いが起こりました。当時の状況を長与は前掲の自伝で、

「慶応四年一月、公武の平和ついに京阪の間に破れ、官軍勝利にて将軍家は江戸に逃げ還られたりとの風聞世上に伝わり、幕吏の恐惶《きょうこう》一方ならず、奉行職を始め重立ちたる官吏は夜に乗じて落ち失せければ、諸役所は空寺の如く、百事曠廃《こうはい》して一時無政府の有様とはなれり。その頃長崎に来遊せる佐々木、楠木などいえる勤王主義の人々これにいり替わり、地下《じげ》の小吏を使役して仮に日常の諸務を扱いけり。精得館も池田、竹内その他の医官失踪して〔マンスフェルトの取計にて外国の船に乗り込み上海にいたり、それより横浜に帰りしとぞ〕……」と記述しています。

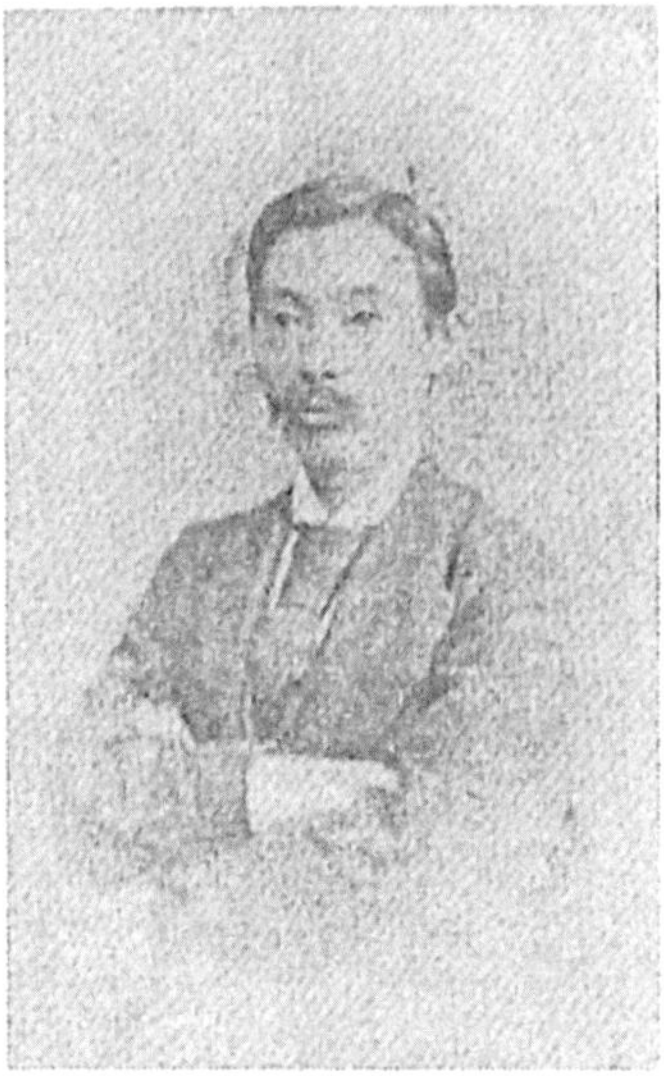
長与専斎

この中に登場する土佐藩士・佐々木高行（一八

三〇～一九一〇年）も、その『佐々木老侯昔日譚』に、「この奉行の脱走に就ては幕府側の者はいずれも狼狽したが、殊に病院の医師（マンスフェルト）などのウロタへ方は一通りではなかった。……この時高知の萩原三圭が茲《ここ》に奉職して居って、之を見て心配し、丁度自分が奉行所を占領して鎮撫の任に当たって居たものだから、十五日頃やって来て、……何とか御救の道は御座いますまいかと云ふ。……安心して従前の通りやって居る様に（と繰り返し萩原を通じて説得すると、マンスフェルトもようやく了解して病院に出てくるようになり、生徒も戻ってきた）」と記しています。

幕府側の主宰者がいなくなったので、七八十名の生徒が集まって館長を選挙で選ぶことになり、その結果、長与が当選しました。長井はもとより、萩原、青木、芳川らも投票に参加したものと思われます。以後、長与の職名は二転三転しますが、マンスフェルトと相談してカリキュラム等の改革を進めて行きました。長崎裁判所（行政府）の判事（書記官のようなもの）であった井上馨も財政面などで援助しました。

木戸孝允《たかよし》が、キリシタン処分の件で長崎府知事の澤宣嘉《のぶよし》（前九州鎮撫総督兼外国事務総督）と協議するために長崎にやって来たのは、五月十一日のことでした。松岡勇記や青木周蔵らが出迎えたものと思われます。木戸は早速、同道した養嗣子・正二郎の傷の手当を病院で行なわせるよう二人に託しています。周蔵のプロシャ留学許可はすでに長州藩庁から下りていました。木戸は翌日から澤知事、大村藩主、同藩士の楠本正隆らと協議を重ね、キリシタンに対する処分（諸藩に配流）が決定されたのは五月二十一日でした。その間、アルベルトと会う約束があった木戸は、井上 馨を伴って出島に出かけています。

青木が萩原をプロシャに誘った経緯は判然としていませんが、長崎で土佐藩家老・深尾鼎《かなえ》に「萩原をプロシャ留学に同行させたい」と説いた時、家老は「プロシャとは方角違いに非ずや」と述べたそうです。同行することになったプロシャ領事リンダウは高知藩の岩崎弥太郎と極めて親密だったので、青木がリンダウとの伝手を求めて岩崎と同藩である萩原を誘ったとも思われます。

八月下旬、青木、萩原とリンダウを乗せた船は長崎を出航してゆきました。『崎陽雑報第一号』は「長崎滞在ノ〝プロイス・コンシュル〟リチャルト・リンドウ、此頃横浜ヨリ当港ニカヘレリ。然シテ今月二十五日〔新暦では十月十日〕フランス国ニ出帆スル由、長州ノ医生青木某、土州萩原某等モ官許ヲ得テ同人ニ従ヒ洋行ス、プロイス国ハ医学修業ノタメニハ随一ノ場所ト聞ケリ」と報じたそうです。

ちなみに、青木の出納簿に「第十月十四日〔西暦ヲ言〕……長崎出発の節旅費ならびに学費として持参の高　一五七五両」と記載されていることから、出航日を八月二九日（十月十四日）とする説がありますが、明治元年九月十二日付香港発、佐々木高行宛萩原書簡に、「八月二八日に上海に着いた」とありますので『埼陽雑報』の報じる八月二五日の方が正しいと思われます。

同書簡には、官軍が大敗走したとのニュースが香港に伝わって、佐幕派であったリンダウは大喜びし、青木や萩原の面前で「長州人も土州人も私の厄介者なり」と傍若無人の態度をとったと述べられています。リンダウは長崎奉行の脱走を援助した当人だとも注記されています。セイロンのポイント・デ・ガール港に停泊していた時、徳川昭武の一行を乗せたフランス郵船が入港して来ました。リンダウは見舞いに訪れて「フランスの精兵が大勢随行しているので、帰国の上はまた大君の御世になるでしょう」と言って慰めました。それを聞いた萩原らは、また憤慨しました。同船には渋沢栄一やオランダから帰国する伊東方成と林研海も乗り合わせていました。上海に上陸し、渋沢が投宿しているとヘンリー・スネルが通訳を伴って訪れ、このまま昭武公を箱館にお連れせよと迫りました。渋沢は「とんでもないこと」と拒絶し、十一月三日に横浜に帰着しています。

一方、青木らは十一月初旬、マルセーユに到着しますが、リンダウの病気のためにそこで一月半、さらにパリでも二ヵ月間滞留を余儀なくされ、ドイツの国境を越えたのは、明治二年二月二十一日でした。青木はリンダウの病気を理由としていますが、プロシャの代理公使フォン・ブラントは頑なに中立を守っていましたから、横浜でフォン・ブラントの指示を受けたリンダウが、外交上の立場を慮って帰国を躊躇したとも考えられます。

青木はベルリンからの木戸宛書簡に、リンダウが領事として日本に帰任するが、後藤象二郎や井上馨とはすでに面識があるのに、高名の老台（木戸）とは未だ接する機会がなく遺憾に思っていると申すので、是非会ってやって欲しいと頼み、リンダウの素質を「博覧卓識を貴び、殊に志を政科に宿し黙詐権謀頗る政家の門に深入仕居申候……」と述べています。別の書簡には「毎々啓する如く政事科、陸軍科、医科、舎密科等に至り候いては欧地の諸（邦）にても、プロシャに及ぶもの無之《これなく》候」と持説を展開しています。

第二話　戊辰戦争と領事たち

アメリカのハリス公使とイギリス総領事オールコックは、神奈川条約に明記された神奈川の開港を主張して、横浜村に造成された居留地を認めず、公館用地も神奈川に求めました。そのためにイギリス、アメリカそれにフランスの領事館はしばらく神奈川の寺院に置かれていました。

ウィリアム・ウィリス（一八三七〜九四年）は、一八五九年、エジンバラ大学を卒業したのち、イギリス公使館付医官兼領事代理として来日しました（ちなみに、初代公使オールコックも外科医出身です）。

ウィリスは文久二年（一八六二年）五月十四日、江戸に到着、横浜から移ったばかりの公使館（東禅寺）に着任しますが、半月ほどのちには、第二次東禅寺襲撃事件に遭遇することになります。日本暦では第一次東禅寺襲撃と同じ日に当たり、また襲撃したのが公使館警護中の藩士だったとも知らされて、ウィリスは驚愕しました。この事件のあと、公使館は再び横浜に戻されましたが、九月十四日には生麦事件が発生しました。

一年前の第一次東禅寺襲撃で負傷して帰国したイギリス人オリファントは、日本についての報告を発表していましたが、たまたまその記述を読んで来日を決意したのがアーネスト・サトウ（一八四三〜一九二九年）です。サトウは着任早々、生麦事件に遭遇することとなりましたが、オリファントの記述や新聞報道などを通じ、日本では外国人の殺害など日常茶飯事と思っていたので少しも驚かなかったと述べています。

生麦事件で負傷を免れたボロデール夫人は、息も絶え絶えに横浜居留地にたどり着き、ジェンキンズ（ウィリスの前任者）に急を知らせました。ジェンキンズから急報を受けたウィリスは応急カバンと銃を持ち、神奈川方面へ馬を走らせました。途中、薩摩の行列に行き逢いましたが臆せず突っ走り、追いついてきた各国領事たちとともに、道端に放置されていたリチャードソンの遺体を確認し、居留地まで運びました。その経過をスイス領事ルドルフ・リンダウは以下のように描写しています。

「瀕死のリチャードソンは〈峠の茶屋〉までたどり着いて水を求めた。……この親切で勇気のある娘は暗殺者達がいるのに少しも気がひるむことがなかった。……彼女は彼に水のいっぱい入った杯を差し出すと、彼は死ぬほどに傷を受けた人間の酷い喉の乾きでもってそれを空にしたのであった。そのすぐ後で彼は息を引き取った。娘は茣蓙《ござ》を取りに行き、それで死体を覆ったまさにその瞬間、薩摩の殿様の護衛隊に属する兵士達が通りかかった。彼等はもう息の根も止まってしまっている死体に飛びかかり、手足を切りつけ、そしてその死体を汚れもののように側の畑に投げ捨てたのであった。茶屋の娘は、彼等の後について行き、恭しく今一度死体に覆いをかけたのであった……」

リンダウは通訳（エドワード・スネル）が茶屋の娘などから聞き出したことを文章にしたと思われますが、日本側の記録によると、苦しみもがくリチャードソンを楽にしてやろうと一人の武士が止めを刺したことになっています。真偽のほどは別として、一八六四年に公刊されたリンダウの書（『スイス領事の見た幕末日本』森本英夫訳、新人物往来社、一九八六年）によって、日本人の残虐さが外国の人たちに伝わったのは間違いのないところです。

また重傷を負ったマーシャルとクラークはアメリカ領事館にたどり着き、ヘボンやジェンキンズの応急処置を受けました。のちにウィリスも二人の負傷者の治療に加わっています。

翌年には下関発砲事件、薩英戦争と続き、ウィリスは薩英戦争にも従軍します。事態が推移するに従い、幕府はイギリスおよびフランス軍隊の横浜常駐を認めざるを得ない状況になりました。

ウィリスは外交事務官としての職務に追われながら、医官として要求される診療も行なっていましたが、慶応三年十二月七日（一八六八年一月一日）付で江戸・神奈川地区領事館の副領事に任命されました。彼の医師としての活動が始まるのはこの頃からです。同日、兵庫が開港し、大阪が開市（大阪開港は同年九月一日）しました。ウィリスは兵庫開港に備えて、イギリス公使兼総領事ハリー・パークス（一八二八〜八五年）らとともに兵庫に出張しました。

慶応四年（一八六八年）一月十一日、新政府は徳川親藩である尼崎藩を牽制するために岡山藩に西宮警備を命じましたが、備前兵が神戸外人居留地を通過する際に外国兵と衝突、銃撃戦となりました。いわゆる神戸事件です。ウィリスは、この時も現場に居合わせ、流れ弾に当たって倒れていた老婆を連れ帰って治療しました。

一月二十四日、薩摩藩主からパークスに、鳥羽・伏見の戦いで傷ついた兵士の治療に「兵庫滞在英国熟練之医師」を派遣してくれるよう依頼がありました。使者としてパークスを訪れたのは寺島陶蔵（宗則）と五代才助（友厚）です。パークスは、ウィリスにアーネスト・サトウを伴わせて京都に派遣しました。護衛として大山弥助（巌）が付き添っています。

翌二十五日、相国寺に置かれた薩摩病院に到着したウィリスは、十二名の負傷者に対しクロロフォルム麻酔をして、弾丸摘出や四肢切断術を施し、日本人医師たちを懇切に指導し、二月九日に神戸に帰還しましたが、五日後には新政府が再び、ウィリスの京都派遣を依頼してきました。土佐藩前藩主・山内容堂が重態に陥ったためです。パークスはウィリスとミットフォードに旧京都守護職京都屋敷に陣取った容堂を見舞わせましたが、ウィリスが診療を始めた翌日、堺事件が勃発しました。

ミットフォードは大阪に戻り、容堂公からの伝言をフランスのロッシュ公使に取り次ぎましたが、事件に対応する容堂公の態度はミットフォードに深い尊敬の念を抱かせるものでした。伝言の一部には「私の部下が起こした暴力行為に対して、私は深く恥じ入っております。天皇が我が国を開化しようとする御方針を、私の部下が妨げたことを思うと、私の心が痛みます。私は日本全体ではなく土佐藩だけが、この事件の責任を問われることを願うものです……」とありました。

堺事件のために延期された外国公使謁見《えっけん》が、二月三〇日と決まり、パークスが宿舎の知恩院を出発して皇居に向かう途中、二人の暴漢が行列を襲いました。薩摩藩士の中井弘蔵が身を挺して防御し、後藤象二郎も駆けつけて一人を切り倒し、他を捕縛しました。捕縛された男の懐には、「京都の町が外人医師に穢された」と書かれた紙が入っていたそうです。開国騒動以来、初めて京都に入った西洋医ウィリスが狙われたわけですが、ウィリスはこの男も手厚く治療しています。

新政府はこの時も外国使節に対して適切に対応したようで、外国事務総局総裁は伊達宗城《むねなり》でしたが、その側にはいつも三瀬周三（のちにシーボルトの孫・高子と結ばれました）が通訳を兼ねて同行していました。

慶応四年（一八六八年）三月十五日に江戸城総攻撃を行なうことと決定した東征大総督府は、三月六日、東海道先鋒総督参謀・木梨精一郎に、病院ならびに医師の斡旋をパークスに依頼するように命じました。同行を請われた大村藩の渡辺清左衛門（清）が、後年『史談会』で話した記録によると、木梨が病院を世話して欲しいと言ったところパークスは、「これは意外なことを承る。吾々の聞くところに依ると徳川慶喜は恭順ということである。その恭順しておるものに戦争を仕掛けるとは如何」といい、しばらく応酬が続いたところで、「一体今日貴国に政府は無いと思う。……居留地の人民を統括しておるところの領事、これに政府の命令というものが来なければならん。それなのに今日まで何の命令もない。……」と取り付く島もありませんでした。渡辺がその経緯を西郷に報告したところ、西郷は愕然としていましたが「それはかえって幸いであった」と言って、勝との会談に臨んだそうです。

アーネスト・サトウの『一外交官の見た明治維新』によると、「勝はまたハリー・パークス卿に、天皇の政府に対する卿の勢力を利用して、こうした災いを未然に防いでもらいたいと頼み、長官（パークス）も再三この件で尽力した」とあるので、このエピソードもこうした背景から理解すべきと思われます。

四月六日に西郷がパークスを訪れた時には、パークスは「慶喜とその一派に対して苛酷な処分、特に体刑をもって臨むならば、ヨーロッパ諸国の世論はその非を鳴らして、新政府の評判を傷つけることになろう」と警告しました。この時、改めて西郷からパークスに、ウィリス派遣の要請がなされたのではないでしょうか。

官軍は赤羽橋の有馬藩邸に仮病院を設置して、負傷兵を収容することにしました。ウィリスは閏《うるう》四月十一日から五日間、江戸に出張を命ぜられ、仮病院を訪れ、負傷者の治療と日本人医師の指導に当たり、重傷者は横浜に移送するように指示しました。

同月十七日、野毛町の脩文館に横浜軍陣病院が開院しましたが、江戸から負傷者が続々と回され、一

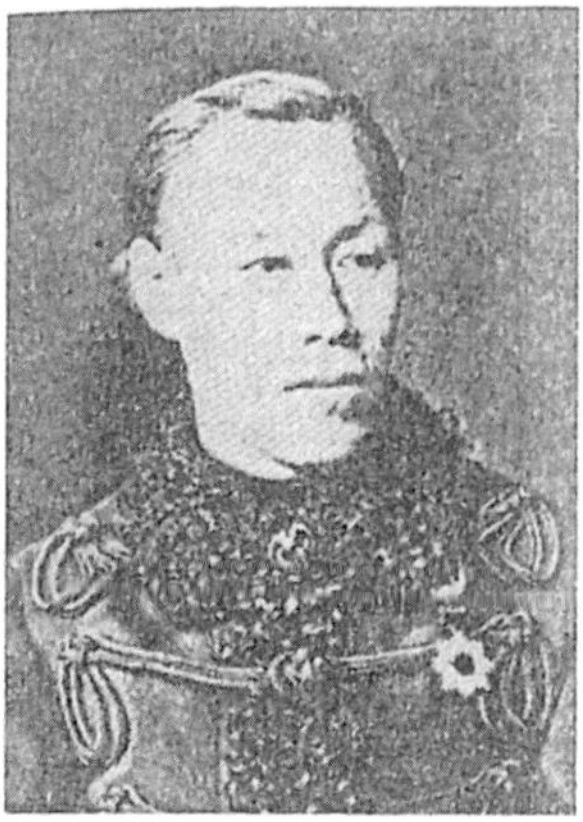

石黒直悳

月も立たない間に収容できない状態になったため、五月十八日、病院を居留地から一マイルほど離れた太田陣屋に移すことにしました。ウィリスと、その後任として来日したシッドールは連日、診療に通いました。

内乱は越後から会津へと拡大し、追討軍から要請を受けたウィリスはパークスの許可を得て、八月十六日横浜を離れ、二〇日に江戸を発って高田、柏崎、新潟、新発田と続く転戦に従軍しています。

ウィリスは負傷者の中に捕虜が一人もいないことに気付き、捕虜の治療もすべきであると申し出ました。新発田で総督の仁和寺宮に会い、その要請を受けるかたちで若松まで足を伸ばし、官軍兵のみでなく会津兵の治療にも当たっています。ウィリスは各地からパークスに報告文を送っていますが、最後に次のように報告しています。

「私はみずから六百人の負傷者の治療にあたり、また約一千人の他の患者の手当てについて処方を授けた。これらの負傷者の内訳は、天皇の軍隊の者が九百人、会津藩兵が七百人であった。小指の除去手術から大腿骨関節の切断手術まで、大小さまざまの手術を三十八回行なった。この手術した患者のうちほぼ半数が回復した。また私は二十三の銃弾を体内から摘出し、二百人の患者から打ち砕かれた骨を除去した。負傷はほとんど弾丸を受けたものであった。……」

ウィリスは十一月十五日に横浜の公使館に帰着しています。彼の従軍について、のちの章で詳しく述べる相良知安（ドイツ医学導入の進言者、一八三六〜一九〇六年）は「茲に又英蘭従軍の医競い英医ウィリス強いて従軍し……」と述べています。ウィリスは領事職勤務のまま無料で従軍を引き受けたのですが、相良はそれを何か魂胆があったからだと受け取ったのでした。ウィリスは負傷者や治療のことばかりでなく政治や民情なども報告しているので、医療以外の思惑があったことも否めません。また、わが国陸軍軍医制度の基礎を築いた石黒忠悳《ただのり》（一八四五〜一九四一年）は次のように回顧しています。

「洋医の必要なるを知り和蘭《オランダ》公使に照会してボードインを使用せんとしたるに上海に赴きて居らず又人を横浜に走せ洋医ドクトル某〔国名並びに人名は憚る所あれば書せず〕を聘《め》し戦地に遣《おく》らんとしたるに某は月俸千ドルと万一負傷又は死亡せし時の恩給とを定約せんことを求む然るに月俸千ドルは之を支出するに難からざるも恩給に至りては種々関係も易からざればその

聘用《へいよう》談は破れたり」

某というのが誰なのか、国名が判ればおよそ見当がつきます。

第三話　パリの奥医師たち

文久三年（一八六三年）八月二十五日、初代駐日公使ベルクールのあとを受け、レオン・ロッシュ（一八〇九〜一九〇一年）がフランス代理公使兼総領事に任命されました。通訳としてメルメ・カション（一八二八〜七一年？）を伴っていました。ロッシュはハリー・パークスより二十歳近く年上で、一年早く着任しています。

ロッシュとパークスは、外国使節団の領袖として幕末日本に大きい影響力を及ぼしましたが、お互いに相手国の言葉が分からないために、フォン・ブラントが通訳を買って出ることもあったようです。ロッシュが幕府を援助し、パークスが西南雄藩に好意的であったことは周知のことでした。

フランスはカトリック教国でしたが、キリシタン弾圧に対する抗議はパークスが主導したようです。

ロッシュは帰国に際して長崎に立ち寄り、神父たちに日本人に対する宣教を自粛するように、と指示しています。

在日中のロッシュや彼の通訳であるカションと最も深く関わったのは、栗本鋤雲《じょうん》（一八二二〜九七年）であったと言えます。『栗本鋤雲遺稿』が再刊された時に寄せた、島崎藤村の序の一部を引用します。

「……（鋤雲）翁の過去には、十年の函館時代があり、その間だけでも在住諸士の頭取として採薬、薬園、病院、疏水、養蚕等施設の記念すべき事業が多かった。医籍から士籍に進まれてからは、昌平黌頭取としても、鎖港談判の委員としても、軍艦奉行としても、また兵庫港前期の開港談判や下の関償金延期談判の委員としても、常に難局にのみ立ち、最後に外国奉行に進まれた頃は幕末衰亡の気運に抵抗して単身独力よく宗社を維持せんと努むるの慨があった。その間、横須賀造船所建設の創案に、佛式陸軍の伝習に、佛国語学所の開設に、およそ翁の考案に出たものは施設みな時宜に適さないものはなく、新日本建設の土台となったやうなものばかりである……」

栗本鋤雲の幕末における事績については、ここに尽きていると思われます。横須賀造船所、陸軍伝習、フランス語学校創設などは当然のことロッシュやカションの協力を得て行なわれました。

藤村は自著『夜明け前』に若き日の鋤雲を奥医師・喜多村瑞見として登場させています。喜多村は鋤雲の旧姓で、奥医師となったのは栗本家を継いでのことです。幕府に献上された艦船に試乗したことが奥医師長官の忌避に触れ、蝦夷地に左遷されてしまいましたが、そこでカション神父と知り合い、日仏語の交換教授をし合ったのでした。

慶応三年（一八六七年）、鋤雲は慶喜の命を受けて渡仏しましたが、表向きの使命は、幕府の『国律』を仏訳してフランス政府に届けること、北海道の山地を担保にして借款を受けることなどでした。これは、フランス公使ロッシュの慶喜への進言によるものでしたが、真の目的は、徳川昭武一行に随行した外国奉行や邪教嫌いの水戸藩士などが、カションはじめパリの佐幕派の人たちを、昭武から遠ざけようとしたため、ギクシャクし始めたフランスと幕府の関係を修復することにありました。パークスが一行に通訳として随行させたシーボルトは、逐一英国外務省に報告して指示を仰ぎ、昭武周辺の人々とフランス佐幕派との阻隔に一役を演じたと言われています。

鋤雲はパリでカション神父に『国律』の翻訳を依頼しましたが、借款について難航しているうちに慶喜が大政奉還してしまい、その任務は消滅してしまいました。カションは鋤雲に、「米仏で傭兵を募った上、西南諸藩と一戦交えるように」と助言しましたが、鋤雲は耳を貸さず、新政府が開国政策を取るに及んだとの報に接して、ワインで祝杯を挙げたと言われます。

鋤雲はパリの病院で、宿痾の内痔核手術をクロロフォルム麻酔下で受けましたが、医学はヨーロッパにおいて「独仏の二国を最とす」とフランスの医術を賞賛しています。奥医師としては鋤雲の後輩に当たり、オテル・デュウで医学修業をしていた高松凌雲は、帰国後、函館の病院に行き、ウィリスと同様に敵味方なく診療を施し、榎本武揚軍降伏の際には仲介役も果たしました。凌雲が帰国したあとは、オランダで医学修業中であった伊東方成と林研海がパリに残りました。

ここで、幕府派遣医学留学生の選考事情について触れておきます。伊東および林は第一回オランダ派遣留学生として、文久二年（一八六二年）に榎本武揚、赤松則良らの海軍伝習生たちとともにオランダに渡りました。この人事選考に関してポンペは外国奉行・岡部駿河守に宛てて次のような書簡を送っています（『川勝家文書』所収）。

「予此度造船稽古人と共に医学生両名を荷蘭《オランダ》国に於て医師に教育せんとて其旅行あるを聞及へり依て予此事に就き謹んで一翰を台下に呈す……

……の代りに伊東玄伯（方成）君荷蘭国に旅行あるを承知せしは余に於て甚た不平なる事を台

下了解し給ふへし殊に玄伯此行には年齢余り長し且又荷蘭国に於て其多く学ひ得さる事を余殆んと前知し得る程に其人多く才力を具せす……

林研海の任撰は甚善しとす年齢も猶若く十八歳且敏捷なるを以て余其人の善く成すあるを期す……

是に依て台下に松本の幼子（銈太郎）は実に学問の為めに最も適当なる年齢なれば三十歳の人より甚た善きを以て猶後に是を荷蘭国に差遣されんことを強て請ふ……」

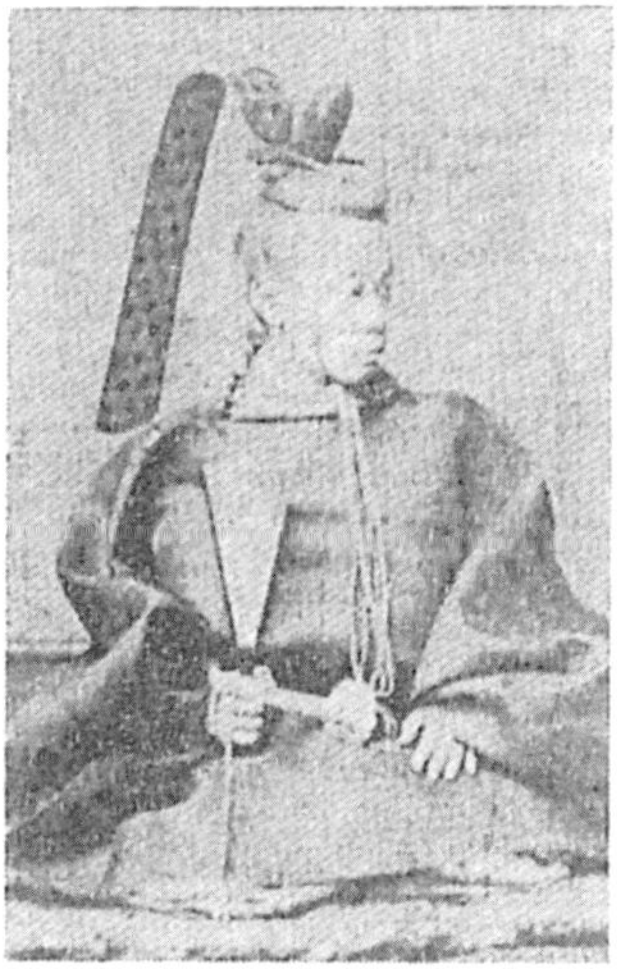

徳川昭武

前述したように、慶応二年（一八六七年）になって、パリ万国博覧会に将軍慶喜の名代として実弟の昭武が派遣されることとなりました。当時十四歳だった昭武は引き続き留学する予定で、フランスに随行させる留学生を追加する話が持ち上がりました。この時、伊東玄朴は松本銈太郎、緒方洪哉（惟準）、池田謙斎の三名を候補として推薦しました。しかし、財政逼迫のため留学生の追加は沙汰止みとなってしまいました。

ボードウィンの最初の帰国に際して同行させる第二回幕府派遣オランダ留学生が松本銈太郎と緒方洪哉に決定されるまでに以上のような経緯があったのです。

慶応四年（一八六八年）正月、栗本安芸守（鋤雲）に宛てて次のような通達が届きました（『徳川昭武滞欧記録』）。

「英仏魯蘭本国へ差し遣わされ之有留学生共一同引き上げ帰朝候様其の方より通達致さる可候事
但し英魯蘭生徒共其の本国々々より直に帰朝候とも仏国へ呼び寄せ一纏めに帰朝致させ候共何れにも不都合無之様取計い候事」

発信者は明示されていませんが、こまごまとした指示内容から、幕閣からの通達と推察されます。鋤雲から一切を任されていた渋沢栄一が留学生総引き揚げの手筈を整えました。

同年三月廿一日に、伊達少将および東久世《ひがしくぜ》前少将から徳川民部大輔《たいふ》（昭武）宛てに届いた通達は次のようなものです。

「此度
王政御一新に付帰朝致すべき旨仰せ出され候條申し達し候以上」

一応「承知致し候」と返答したものの、渋沢の判断で昭武はさらに留学を続け、慶応四年九月四日（明治改元の四日前）に帰国の途に就きました。渋沢は「昭武が水戸藩を継ぐことになったからだ」と述べています。

第四話　新興国プロシャとその外交

マックス・フォン・ブラント（一八三五〜一九二〇年）はオイレンブルグ遣日使節の随行武官として万延元年（一八六〇年）に来日し、文久二年（一八六二年）にプロシャ領事、慶応三年（一八六七年）にプロシャ代理公使、明治元年（一八六八年）に北部ドイツ連邦総領事兼代理公使となりました。

彼の父は有名な軍人であるハインリッヒ・フォン・ブラントで、多数の兵学書を著し、その一冊を高野長英がオランダ訳から邦訳しているそうです。兵庫開港の直前、フォン・ブラントは老中兼外国事務総裁の小笠原壱岐守に宛てて書簡を送り、「江戸または横浜にドイツ語学校を創設し、留学生をプロシャに派遣するように」と申し入れました。

幕府と交わした修好通商条約には、「両国間の交信文書には、当分の間、オランダ語を併記する」とされていたのですが、それから七年も経過するのに開成所にドイツ語に通じる者がいないという理由で、オランダ語併記が要求され続けて来ました。フォン・ブラントはそのことに不満を抱き、この要請となったのです。「横浜に英、仏語学校があり、英、仏、露、蘭各国には留学生が派遣されているではないか、それに倣え」ということです。

壱岐守は「貴殿が江戸に戻られたら相談しましょう」と返信しましたが、ブラントの態度は強硬で、「それなら将軍または御門《みかど》の議政官と直談判するが宜しいか」と返しています。壱岐守はやむなく、「大坂にいる外国奉行川勝近江守と協議するように」と返答しました。

此の間のやり取りにもオランダ語が付され、福沢諭吉がオランダ語から訳している外交文書がありますので、次に引用します（宮永 孝著『日独文化人物交流史』三修社、一九九三年）。

「……当月二十七日、余が大坂江出立する迄ニ、閣下ニおゐて右の証拠（学校建立と伝習少年差遣）を示すこと難出来《できがたけれ》ば、余は此事ニ付、大坂ニおゐて在坂之ヒズハイネス大君の役人江談判する歟《か》、又は大事件並ニ外国の事を取扱ふ為メ、ヒズマゼスチ御門より命ぜられたる議政官と談判すべきが故ニ、余が方ニおゐては差支あることなし、拝具謹言

孛漏生《プロシャ》国王マゼスチのチャールジダッフェールス　フヲン　ブラント

福沢諭吉　訳　山内六三郎　校」

慶応三年（一八六七年）十二月二十三日付で、ブラントと川勝の間で規則書が交わされ、学校の設立、留学生の派遣、プロシャよりドイツ語教師二名の招聘、その際の支払い条件などが具体的に取り決められました。しかし、その直後の幕府崩壊により、この取り決めは立ち消えとなってしまいました。フォン・ブラントは戊辰戦争に際して、局外中立の立場をとり続けましたが、幕府と交わした契約が糸を引いていたからかも知れません。既に登場している長崎領事のリヒャルト・リンダウ、スイス代理領事のルドルフ・リンダウなどのプロシャ人たちは、いずれも幕府びいきで、横浜居留地最古参のスネル兄弟（それぞれフォン・ブラント、ルドルフ・リンダウの通訳官でした）は奥羽越列藩同盟側に加担しました。

余談ですが、フォン・ブラントについて、外務卿を務めた副島種臣は次のように評しています。「この人は中々煮ても焼いても食われぬという人間で、乱暴極まる事を幾らもした。そうして榎本らに鉄砲を売ったり何かして、函館を一つの国と見るというようなことをやり居ったけれども、直ぐ幕軍が負けたもんであるから、そんな事を言うたばかりで何にもなりませんでした」「プロシャの旗に弾丸が中ったと云うて、やかましく云うて外務省にゆすりに来られた」

一方、フォン・ブラントは、副島を含めた新政府の要人の中では大久保利通を最も買っていました。

第二章　明治改元から廃藩前夜まで

第五話　ウィリスと医学校兼大病院

慶応四年（一八六八年）六月二六日、鎮将府（前身は「鎮台府」）は（西洋）医学所を医学校として再建することとし、事務取締に薩摩藩の前田信輔を当て、坪井為春、島村鼎、石井信義などを助教に任命しました。

七月二〇日、横浜軍陣病院を藤堂藩邸に移すことに決し、横浜からシッドール（一八四〇〜一九二五年）を呼び寄せ、負傷兵の治療に加えて、一般人民の救済にも当たらせることにしました。

八月十五日、医学館（漢医学所）を種痘館とし、小石川養生所と数ヵ所の薬園も医学校の所属となりました。旧幕府がボードウィンに依頼してアムステルダムの商社に注文していた寝台、器材、書物、薬剤などはすでに医学校で使用されていたのですが、所轄が東京府に変わった頃、その代金が東京府からオランダ側に支払われました。横浜の患者で平癒しない者たちの転院もやがて終了し、物品、建物の引渡しが完了したのが、明治元年十月二一日（九月八日に慶応から明治に改元）でした。

十月六日に江戸に来て病院の診療を引き受けていたシッドールは、「日本陸軍病院に関する報告」を残しました。二種類の翻訳が手元にありますが、現代訳の方の一部を以下に抜粋します。

「病院の経営は三部局に分けられていた。内科、外科、それに包帯用のインド綿布や脱脂綿や紙などが得られるように、外用のあらゆる必要品を支給する部局である。……私は午前九時に病院に出勤し、その日の当番の医師全員に会うことになっていた。……九時から私はいろいろな患者の巡回を始め、必要と考えられることを命じたり、副木を当てることなどについて指示を出したりした。……私が治療をした患者の総数は約一千名である。横浜では五百三名が収容された。江戸では、十一月に病院を開始する時の患者数は二百六十四名、三月に勤務を終える時は百三十六名で、総数は六百十一名に及んだ。しかし、このうち約百名は横浜から移されたので、実際の患者総数は約一千名になるだろう。死亡者は全部で六十六名であった。……日本人外科医たちは概して理解力があり、知識の習得に熱心で、手先が器用であって、彼らとの交際は愉快で親切であった。……一八六九年三月二日、私は病院の管理責任をウィリス医師に引き渡した。ウィリス医師は傷病者の治療のほかに内・外科医学のさまざまな分野にわたって日本人外科医たちを教授することになるのだが、多大な福利のための基礎を定めるこの困難な仕事に彼が成

功することを衷心より願うものである」（コータッツィ著、中須賀哲朗訳『ある英人医師の幕末維新』中央公論社、一九八五年）

シッドールが「彼らが親切で、交際は愉快であった」と述べていることについては、諸局取締に任ぜられていた石神良策の存在が大きかったものと思われます。サトウやコータッツィは石神のことを「日本の女性とシーボルト老との間に生まれた娘（イネ）を娶った薩摩の医師」と記していますが、これは石井信義の父であった石井宗謙との取り違えです。

一方、ウィリスはシッドールとやや異なる印象を日本人医師から得ていました。新発田からの報告には以下のように記述されています。

「……長崎の日本人医学生たちがなんら臨床の医学教育を受けておらず、彼らが軽蔑しがちな漢方医とおなじくあらゆる点で役に立たないことは、私には明白すぎるほどである。薬品やその付随的な品物につけられたオランダ語と、ラテン語と、日本語のまじりあった奇妙きてれつな名称は、これまで日本人医学生を教えるにあたってなんら体系的方法がとられず、万事がなりゆきにまかされ、医学生自身も中途はんぱな早合点の勉強しかしてこなかったことを表わすものだ……」

明治元年（一八六八年）十一月一五日に会津から横浜に帰着したウィリスは、翌日、築地居留地にやって来ました。東京の開市を四日後（一八六九年一月一日）にひかえて、ウィリスは東京地区専任の副領事に任命されていました。

十一月二十八日、同僚のサトウは下谷の病院（のちに医学校兼大病院に合併吸収）にシッドールを訪ねましたが、そこにはウィリスも来ていました。サトウによると、「私たちはウィリスをして総合病院の設立に助力させるため、日本政府に一ヵ年間雇うようにさせようと、その方法について協議した。私たちは石神に向かって、シッドールは公使館に呼びもどされるはずだから、東久世はウィリスにその後任を頼む必要がある」と告げたそうです。

明治二年一月十五日、外国事務取締・東久世通禧《みちとみ》はウィリスに文書で医学校兼大病院への就任を依頼しました。ウィリスは、パークスの計らいで、イギリス政府から給料を支給されないという条件で一年の休暇を与えられ、医学校兼大病院に赴任しました。以下にウィリスが、医師である兄に宛てた書簡を抜粋します（コータッツィ、前掲書）。

「今月一日（明治二年一月十九日）から、私は日本政府に雇われ、当地江戸の病院で患者を診断したり、日本人医師に治療法を教えたりしています。私が講義を行なった日本人医師は約二百人ですが、数日たてば教師としてもとんとん拍子でやれるものと思います。私の日本語の知識は、やがて医学問題を説明することができるほど完璧になるでしょう。もっとも、医学の教授のための日本語が日常会話よりはるかにむずかしいことはもちろんです（一月二六日付）

私は最善を尽くして日本語で講義しています。私の教育活動がいよいよ成果をあげればいいのですが。いずれにしろ、合理的ですぐれた医学を、私はできるかぎり医師たちに教えていきます。私の毎日の生活はこのようになります。午前九時から十二時まで、病院で患者の診察。午後二時から四時まで、講義。夕方は研究（二月八日付）

私の給料は以前の二倍以上になるでしょう。しかし、日本人たちは上等な品物を非常に欲しがり、とくにシャンペンは彼らの好物なので、私の接待費も増えるのではないかと懸念しています（三月十二日付）

私は病院のことでこの上なく忙しくてなりません。私なりに苦労がたくさんあるのです。これまでの医者はみな、漢方の概念に凝り固まっているか、蘭法に執着する者ばかりであり、私がイギリス系統の医学の基礎を確立することになるかどうかは、時間だけが解決してくれるでしょう。私は全力を尽くすつもりです。それで失敗したならば、どうしようもありません（五月十六日付）」

ウィリスはエジンバラで習ったクロロフォルム麻酔法、過酸化マンガン水消毒法や副木、絆創膏固定などを駆使して治療にあたり、外科領域では絶大な信頼を獲得しましたが、医学教育の場から七年も離れており、平時における主要科目、基礎医学や内科領域における知識は、十分に生徒たちを満足させるに至らなかったのではないでしょうか。

当時の医学社会で外科は内科（本道）に比べてやや軽く扱われており、ウィリスが日本語で講義したことも、生徒に軽んじられる一因になったと推量されます。診療と教育を一人で担い、契約期間が一年という制約下でウィリスに本格的医学教育を求めるのは酷ではなかったかと思われます。いわゆるドイツ医学派（当初はオランダ派またはボードウィン派であったと考えられます）と称する人たちによってウィリスを排撃する動きが次第にエスカレートして行きました。相良知安の弟、元貞は英才の誉れ高かったのですが、講義科目の該当箇所について医書を精読しておき、教場で質問してウィリスの答えに誤りを見つけると皆で嘲笑したと言い伝えられています（『長谷川　泰先生小伝』）。ウィリスものちに当時のことを、次のように振り返っています。

「もし私が薩摩と結んだのと同じ契約を帝国政府〈明治新政府〉と交わしていたならば、私は大病院諸氏の迷いを早期に醒ますことができたと思います。ある面倒な卑劣漢は、私がこの目で見て、五人の目撃者の供述書によっても明らかなことを、独断的に否定したのです。その男は一筋なわでいかない陰謀家であり、なんでも異議をとなえることに快感を覚えていたらしいので、この手紙を運ぶ汽船に彼も乗ってゆくのですが、私はすこしも残念だとは思わず、喜んでよい結果が得られることを期待しています。この男は江戸の主席医師の一族であり、それがわれわれのあいだに友情が生まれなかった理由の一つでもあります」

パークスはこのような大学東校の卑劣な遣り方を聞き及んで、我慢できなかったでしょう。それは以下に引用する会談の様子からも伺うことができます。

明治二年（一八六九年）十月二五日、英国公使館において、澤 宣嘉外務卿とパークスの間で次のようなやり取りがありました（『太政類典』の文書から意訳）。

パークス「ウィリスが医学校を辞めたいと、また言ってきた。医学校は不規則で、不都合な事件が多く、何分にも忍び難い。雇用期限はあと三ヵ月残っているけれども、自分にすべてを任せるならともかく、このままでは期日まで勤め上げるのは嫌だと申している。どうか辞任を認めてもらいたい」
澤「先日、ウィリス氏の件を承ってより、早速政府に申し入れました。ウィリス氏には京都以来、若松にまでも出張してもらい、その好意と尽力には政府も厚く感謝しています。病院では規則も不十分のままウィリス氏に来てもらいましたが、一年内には規則も整うと思って、一年契約としたのです。いろいろと事情をお伺いし、お望み通りにお暇を差上げるとしても医学校には病人も多く、西洋医が居なくなっては大変困るので、代わりにシッドール氏をお遣わしいただけませんか」
パークス「シッドールは今横浜で開業しているので、そのお求めには応じ兼ねます。お話の筋は承知しましたので、いずれ横浜に赴き、同人以外にも然るべき人物がいるか調査してみましょう。それには時間がかかります。ウィリスのお暇はひたすらお願いするとして、只今すぐに引き放せば、植えた樹を引き抜くように不都合が生じると懸念されます。当人のこれまでの功績を汲み取って、何とか宜しく取り計らってください」
澤「それでは代人が決まり次第、ウィリス氏に暇を出しましょう」
パークス「横浜で代人を探すには時間がかかるので、代人如何にかかわらず、ウィリスには暇をください」
澤「その件は前にも申し上げたとおり、生徒や患者が多勢いるので、ウィリス氏が去られ代人が来ないとなると、人心に動揺を来たし、折角建てた学校も一朝にして瓦解するかも知れません。ぜひ代人と膝代わりにしてください」

パークス「それはごもっともです。当人に言い聞かせましょう。しかし、去就は当人の胸中にあることですから、私が今請合うことは出来ません」

澤「それではこちらから直接ウィリス氏に申し入れてもいいでしょうか」

パークス「其の儀には及びません。私より篤と申し聞かせます」

澤「それでは宜しくお頼み申します。代人の件、ご配慮ください」

パークス「承知しました」

ウィリスの辞意はこれより前に同外務卿より岩倉大納言に委細報告され、医学校とも打ち合わせた上で、公使館での会談となったのでした。この時点でウィリスの薩摩藩雇用契約は大詰めに来ており、双方がそのことを承知して、掛け合っていると思われます。

パークスはウィリスの功績を口にし、優遇措置を求めています。薩摩藩ではウィリスより前にシッドールに話を持ちかけ、地方に行く場合は余程条件がよくなければと言い渡されていました。この会談の三日後、イギリス公使館の通訳官アストンと薩摩藩の公用人立会いの下にウィリスの雇用契約（年俸九百ドル、四年間）が成立しました。パークスは十一月十六日付でウィリスの辞任を本国に報告し、その三日後には兵庫、長崎へ向けて横浜を出帆してしまいました。十一月三〇日、ウィリスはすでに横浜にあって、病んで帰国するミットフォードを抱きかかえて乗船させ、十二月七日にはウィリス自身も門人の林　卜庵とともに汽船で鹿児島に向かいました。

第六話　セメンズと大学東校

ウィリスが鹿児島に向かった四日後（明治二年十二月十一日）、大学南校の教頭を勤めていたフルベッキは大学別当宛てに、次のような趣旨の書簡を送りました。

「先日、ウィリスが退任してから、大病院並びに医学校では外国医師が居なくなり、教育上種々不都合な事態になっていると聞き及びました。尤もプロシャ医師をお雇いになったとも伺っておりますが、プロシャから医師が到来し診療、教育を始めるまでには、今から六、七ヵ月は要すると思われます。幸いにも我が国にD・B・シモンズというものが居り、貴国の学問はもとより、西洋の学術にも習熟し、経験も豊富なことは周知のとおりです。ウィリスの代わりに同人をお雇いになればきっとお役に立つことと存じます。以前横浜に住んでおりましたが、医術を行なうためフランスおよびドイツに渡り、近日立ち戻りました。愚考するところでは相応の給与で勤務し本人も満足することでしょう。プロシャ医師が到着したあとにお雇いになってもかまいません。これも私の役目と思い、失礼を顧みず、申し上げました。　誠恐々敬白」

この推薦を受けて、大学は弁官宛にアメリカ医師シモンズをプロシャ医師到着まで御雇い願いたい旨申し出ました。それに対して、弁官からは「御雇の儀は先ず見合わせるべし」との返事が返ってきました。大学東校は重ねて次のように上申しています。

「そのように申されても当面外国教師が一人も居ない現状では教育に差し支えます、どうか一年間雇入れてください。このたびプロシャ医師招聘の条約が交わされましたが、到着は七、八月以降になる予定です。それまで御雇い頂かねば、差し支えます。もしプロシャ医師が到着した時、アメリカ医師が雇われていたとしても支障がないように予め申し入れておきます。至急、御評決ください。内談判の末、一年契約、月棒五百ドルで妥結しました。ウィリスの給与八百ドルに比べるとおよそ半分で済むことになります」

大学からも同趣旨の伺いが出され、「伺いの通り然るべく仰せ付ける。外務省へその人物についてしかと問い合わせること」との返事を得ました。外務省からの問い合わせに対して、神奈川県からは「シモンズの行跡などを調べたが、医学の腕前はすぐれ、性向は温和で人望もある」旨の回答が寄せられました。

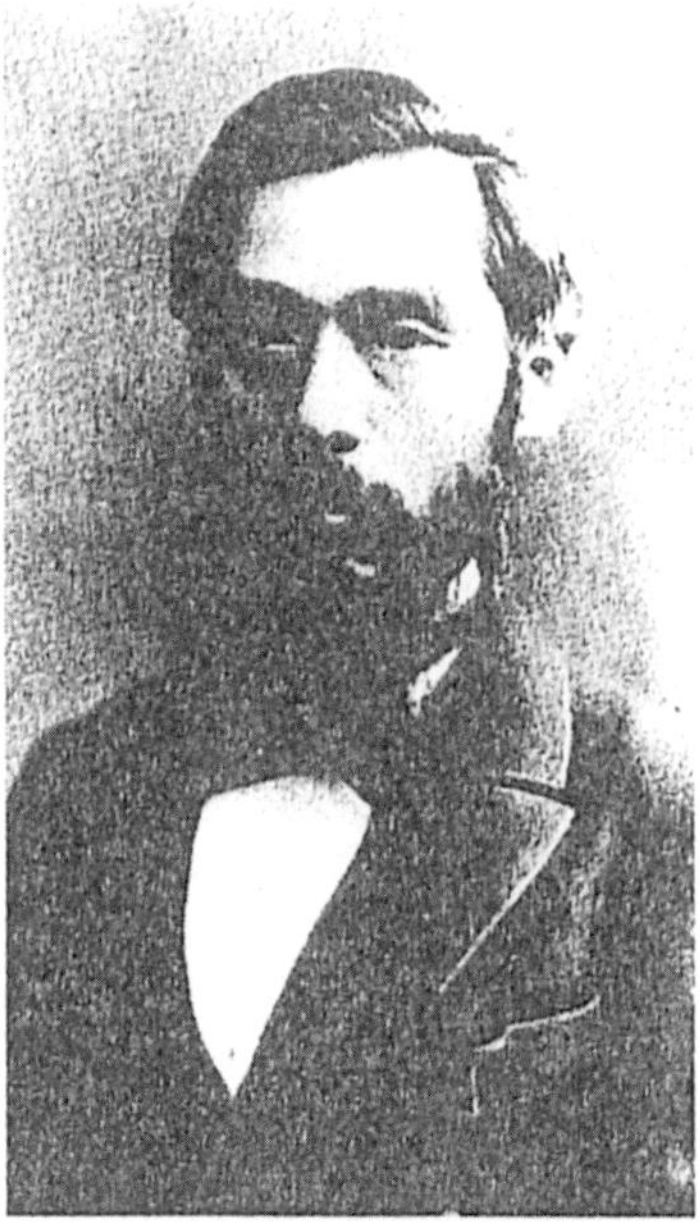

青木周蔵

それを受けて外務省は「同人を雇っても差し支えない」と弁官に申達、大蔵省からも「給与の額は不当でない」との通達が届いて、D・B・シモンズの採用案件は太政官によって採択されました。決定の日付は明治三年三月十七日で、ウィリスの膝代わり役としてはあまりにも時間が経ち過ぎています。この間、ウィリスの代人として診療に当たっていたのは、佐藤尚中だったと思われます。そして不思議なことに、D・B・シモンズが大学東校に勤務した形跡は今のところどこにも認められません。

フルベッキが諸事に通じ、語学通でもあったことは政府要人に周知のことでした。大隈や副島にアメリカ憲法について講義し、長崎では松本銈太郎にドイツ語を教えていたと言われています。フルベッキは青木周蔵も自分の教え子の一人だったと言っていますから、彼にも語学指南をしていたのでしょう。このことはフルベッキがドイツ医学を推奨したこととも結びつく重要な点であると考えられます。

大隈や副島がフルベッキを新政府の顧問に迎えようと諮《はか》った時、木戸や大久保も反対しませんでした。東久世通禧だけは、「フルベッキに意見を徴するのはかまわないが、政府に雇い入れるのはどうか」と一抹の懸念を表明しました。D・B・シモンズが大学東校の教員になるということは天皇の侍医にもなる可能性を秘めています。保守派の公卿たちは黙していなかったでしょう。当時は太政官の上に神祇官が置かれており、太政官の決定が最高意思ではありませんでした。

ところで、パークスが前年の暮れに、ウィリスの膝代わりの代人探しを承知しながら、そそくさと横浜を離れ、兵庫、長崎に向かったのは、長崎でキリシタンの流罪が再開されようとしていたのを阻止しようと考えたからでした。

慶応四年六月一日、浦上キリシタンのうちの主だったもの百十四名が、木戸らによる流罪決定を受けて、当時の長崎府知事・澤 宣嘉の指揮のもと、萩、津和野、福山三藩に配流されて行きました。家族と離した上で、説得により改宗させようとしたのでした。しかし、宗徒たちの多くは殉教覚悟で苦行に耐え抜きます。残り三千余名の流刑実施は戊辰戦争などの影響で、しばらく中断されていましたが、それを再開するとの通告が外国公使宛に通達されてパークスの長崎行きとなったのでした。

長崎に着いたパークスが、折しも対馬で起こった宗徒弾圧の調査に出かけている間に、第二回の配流が実施されてしまいました。その中には第一回流刑者の家族も含まれていました。パークスらは猛然と抗議します。日本政府と外交団との会談が、明治二年十二月十八日に高輪で行なわれました。出席者は日本側が三条右大臣、岩倉大納言、副島参議、澤外務卿、寺島外務大輔、弾正台代表など、外国使節団からはイギリス公使パークス、フランス公使ウートレー、アメリカ弁理公使デ・ロング、北ドイツ連邦代理公使フォン・ブラントと通訳官たち（シーボルト、ケンプルマンなど）でした。

三条、岩倉らの主張を要約すると、「キリシタンは本来極刑に処せられるべきところ、流刑に止めたのは寛大な処置である。宗徒に不法行為があったので、居住地を変えて統治しやすくしようとしたまでで、宗教上の理由で処罰したのではない」となります。外国使節たちは「信仰上の理由で流罪とし家族離散、財産没収を科すのは到底、寛大な処置とはいえない」としました。

明けて一月九日に横浜で行なわれた会談では、「宣教師が居留地を離れて日本人に説教するのを止めさせて欲しい」と日本側が申し入れたのに対して、使節団は、「それは出来ない相談だ」と言いながらも、「もし浦上の人たちを帰還させるなら、外国宣教師が宗旨の話を日本人にすることを差し止めるように取計ってもよい」という共同覚書を提出しました（片岡弥吉著『浦上四番崩れ』筑摩書房、一九六三年）。しかし結局、流刑の人たちの帰還はなりませんでした。

両会議に居合わせた、フォン・ブラントの感懐をその回顧録（『ドイツ公使の見た明治維新』原潔・永岡敦訳　新人物往来社、一九八七年）から引用します。

「日本側は、異教信奉の禁止の事実以外にも、日本人キリスト教徒の違法の事実を挙げようとしたが、その試みは全くの失敗であった。閣僚たちがキリスト教徒に浴びせた非難のなかでも最悪だったのは、……（信徒たちが）鳥居の下をくぐり抜けるのを避けたという非難である」

「（木戸が）折に触れて述べたところによれば、政府はキリスト教に対し何ら敵意を抱いているわけではないが、キリスト教に対する人民の敵意はいかんともし難く、さらに悪い事態を避けるためにも、日本人キリスト教徒に対し敵対的処置に出ざるをえなかった……というのである……」

「木戸の議論において、〔人民〕の代わりに〔公家、諸侯、武士〕という言葉を置き換えると、彼の言っていることには確かにもっともな点もあった」

「官憲の手入れはカトリックに対するよりもプロテスタントに向けられたもののほうが多かったが、これは奇妙な事実である」

新政府の要人である横井小楠が、「夷賊に同心し、天主教を海内に蔓延せしめんとす……」という斬奸状を懐中にした刺客に暗殺されたのは一年前のことでした。小楠がキリスト教を広めようとしたというのは誤解でしたが、事件そのものは上述の木戸ひいてはブラントの見解を裏付けるものでした。犯人は捕らえられたものの、公卿の大原重徳から減刑嘆願が出されたりして、刑の執行はなお行なわれないままでした。カトリックとプロテスタントに関してはブラントに取り違えがあり、カトリック教徒に比べてプロテスタント教徒の受難は極めてまれでした。

高輪、横浜会議が開かれたのは、元宣教師シモンズの大学東校雇用が保留のまま、外務省から神奈川県に人物についての問い合わせが出されていたころのことです。

シモンズの採用が決定される前の日に、プロテスタントである二川一謄が、長崎で捕縛されました。天皇に聖書を渡そうと画策していたというのが拘束の理由の一つに挙げられていますが、この一件は江戸の敵を長崎で見せしめにしたものと受け取ることは出来ないでしょうか。

ところで、D・B・シモンズはセメンズ先生と呼ばれていました。文献にもセメンズと表記されることが多いようです。これは、シモンズが駆虫剤セメンシーナをセメン円として売り出したことに由来するとされています。セメンサはイタリア語で「種」の意でセメンシーナはその指小形です。「シナ花」とも呼ばれますが、支那（中国）とはまったく関係がありません。中央アジア特産のヨモギ属植物の花頭（蕾）で、乾燥させると種のように見えることから、そう名づけられました。摂綿（セメン）として緒方洪庵の薬箱にも入れられており、十九世紀初頭からは「セメン丸」という大衆薬も売られていたそうです。

司馬凌海に『七新薬』という著書がありますが、その中で珊多尼・サントニニュム・サントニンが取り上げられています。サントニンはセメンシーナの有効駆虫成分として一八三〇年、すでにドイツ人によって抽出されていました。

シモンズの任用決定を記した公文録の次頁に「司馬凌海を横浜に派遣させたが、所労のために帰還が数日延びてしまった（三月二一日）」という大学東校からの報告が綴じてあります。空想を逞しくすると、シモンズのもとを訪れた司馬が何かのきっかけからセメンシーナの話をし、それにヒントを得たシモンズがセメンシーナを輸入して「セメン円」と名づけて普及薬として売り出したのではないかと考えられなくもありません。

それから一年ほど経ち、マッセを解任した後のことと思われますが、石黒忠悳は横浜のシモンズのところを訪れています。顕微鏡標本の作り方を大学東校で講義してもらおうと思ったのですが、見せられた標本はいずれも海外で購入してきたもので、拵え方は皆目知らないと分かって、採用を取り止めたと後に語っています（『東京顕微鏡院二十五周年祝辞』）。

第七話　再来日したボードウィン

慶応四年（一八六九年）一月二十三日、大久保利通は、

「遷都之地ハ浪華ニ如クベカラズ。暫ク行在《あんざい》ヲ定メラレ……外国交際ノ道、富国強兵ノ術、攻守ノ大権

ヲ取リ、海陸軍ヲ起ス等ノコトニ於テ地形適当ナルベシ……」と大阪遷都を建白したのですが、京都の公卿たちの猛反対に遭ってしまいました。

明治天皇は三月二十三日、大阪に行幸、外国軍艦などを閲覧されました。漢方医である典薬少允《しょういん》（頭、助、権助、大允に次ぐ位、大属の上）・高階経由は先に、子息の経徳と連名で「西洋医術の優れたところは採用するように……」と建白し、新政府の採り入れるところとなっていたのですが、四月二〇日、重ねて「……何卒洋医名誉之者攝海（大阪）迄……」と弁事に言上しました。そして、京都還幸の前日にあたる閏四月六日、貧民救済のために大阪に病院を建設する旨が布告されました。

五月十四日、太政官から緒方郁蔵（一八一四〜七一年）に対して病院の建設場所、医師人物、制度規則などを取り調べるようにとの沙汰がありました。大戸郁蔵は緒方洪庵と義兄弟の契りを結び、緒方姓となり、在阪のまま土佐藩のために翻訳などを請け負っていました。

『大阪市史明治時代未定稿』には、

「明治元年十一月上本町札之辻に救恤《きゅうじゅつ》場を設置す。本府の経営する所なり。始め其規模狭少、資力給せず、僅に非人の重患者にして途上に困臥せるものを収容して治療を加へ、全癒に至るまで救恤するに過ぎず、……」

とありますが、病院取建ての趣旨ならびに設立の時期から見て、この救恤場が最初の仮病院に該当するとも考えられます。

一方、舎密局創設準備のために来阪し、上本町近くの法性寺《ほっしょう》に居住していたハラタマは、明治元年九月二十五日付家族宛書簡に「ボードウィンが早くこちらへ来てくれればよいがと思っています。診療の仕事が大きい負担になってきました」と書き送っています。前述の救恤場の開設は十一月ですから、ハラタマがこの時点で診療していたとすると、一説にあるように、除痘館の脇に急拵えしたか、あるいは大福寺をそのまま仮病院として使い、病院取建ての趣旨に悖《もと》らないように別に救恤場を設置して、適塾の人たちによる診療が行なわれていたとも考えられます。

アルベルトはすでに長崎から神戸の居留地に移ってきていましたが、明治元年十月二日付の姉たちへの手紙に以下のように記しています。

「大阪の河を船で上って行った時に、下流に向かう快走帆船に乗っていた緒方に出会いました。兵庫に出かけるところだった彼と少時言葉を交わしました。彼は現在みかどの侍医の一人で、都から江戸へ行幸する天皇の一行に従う旅の途中でした。グラタマ（ハラタマ）は今週二、三日わが家に泊まり、大阪の寺に帰ったばかりです。政府はまだトーン（ボードウィン）の帰日を待っています。私は彼の動向についてどう返事をしたらよいのか、この件についてどう対応したらよいのか、はなはだ当惑しています。彼らはトーンに大阪で良い地位を提供しようと企画しています。彼が旅装を整え、こちらの方向に向かって動き出してくれるとよいのですが」

一年半ほど前に日本を離れたボードウィンは、徳川昭武一行とパリで出会いました。その後、連れてきた四人の留学生を早くオランダに落ち着かせるために、パリ滞在を数日で切り上げて、帰蘭しています。医学校・病院創設の準備を整え、器材等を日本に先に送り、慶応四年初めに横浜に到来しましたが、幕府崩壊の直後で、送った器材などは新政府に没収されてしまったため、やむなく上海に引き返し、戦乱の動向を見守ることにしました。

ヨーロッパに派遣されていた幕府留学生たちは全員フランス郵船で帰国することになりました。第一陣として五月十七日、外国奉行・栗本鋤雲とともに赤松則良、高松凌雲などが、続いて六月十八日、林董《ただす》（松本良順の実弟）、松本銈太郎、緒方惟準（洪哉）らが横浜に帰着しました。松本ならびに緒方のオランダ留学はわずか半年で打ち切られたことになります。惟準は江戸の医学所に退任届けを出して帰阪していますが、それは帰国後に医学所に立ち寄ってみると薩長の人たちが多数入っていたためでした。

緒方らが帰国した頃、新政府は外国官副知事・小松帯刀と参与兼大阪府知事・後藤象二郎の建言により、江戸の開成所・舎密局を大阪に移すことに決定し、開成所から避難して横浜に来ていたハラタマと、御用掛の田中芳男を大阪に呼び寄せました。

同年十月、前述のハラタマやアルベルトの手紙が書かれた頃、大阪府は諸藩に学生を募集する布告を出しました。

「この度追手前において新大学校取建に相成、舎密術を始め、英学、仏学、蘭医学、数学、法学等学術御開相成候に付……」

舎密局の建設用地は大阪城西定番下屋敷跡と定められ、十月四日に着工しましたが、大木喬任《たかとう》、江藤新平の東京奠都《てんと》建白が出され、会計官副知事・大隈重信などの、舎密局を再び東京に戻すべしという意見もあって、工事は一時中断されました。ハラタマは新政府の動向に一喜一憂しながら、仮病院の診療を引き受けていたのでした。

大阪に戻った惟準は、しばらく静養するつもりでいましたが、朝廷から出仕命令が届きました。九月二日、従六位に叙せられ、典薬寮中典医、玄蕃少允を拝命したのです。同じ日、外国官副知事・小松帯刀が玄蕃頭に任ぜられました。玄蕃寮とは寺院、僧尼、外国公使接待などを掌る役所で、玄蕃頭は外務大臣に当たります。

惟準は小松とともに、東京行幸の供奉《ぐぶ》を命じられましたが、小松は病気のために辞退しました。惟準は、女官たちが「京都の水を江戸まで持参する」と主張して譲らなかったために、水質検査を命じられて淀川を下ってゆく途中でアルベルトに出会ったものと思われます。

天皇は、九月二〇日、岩倉具視以下二千余名を従えて京都を出発、十月十三日江戸着、十二月八日まで江戸城に滞在されました。供奉して江戸にいた惟準は十一月三日、病院医学所などの取締に任ぜられました。ところが、母の病気を理由に明治二年一月十七日には帰阪しています。ウィリスの医学校兼病院着任の数日前のことです。

ボードウィンが大阪にやって来たのは丁度その頃、ハラタマが法性寺に住み、仮病院での診療が重荷になって来た頃です。ボードウィンはハラタマから診療を引き継ぎ、旧政府と交わした契約の履行を外国官に申し出たものと思われます。新政府は一月二十三日付で、相良知安（佐賀藩前藩主・鍋島閑叟の侍医）を医学校取調べ御用掛として大阪に差遣し、大阪府と委細打ち合わせた上でボードウィンと話し合うようにと命じました。相良への命令は千種《ちくさ》有文（一八一五〜六九年）弁事（弁事とは後の弁官に当たり、総裁局の中に置かれ庶務を掌る役）を通じて伝達されました。

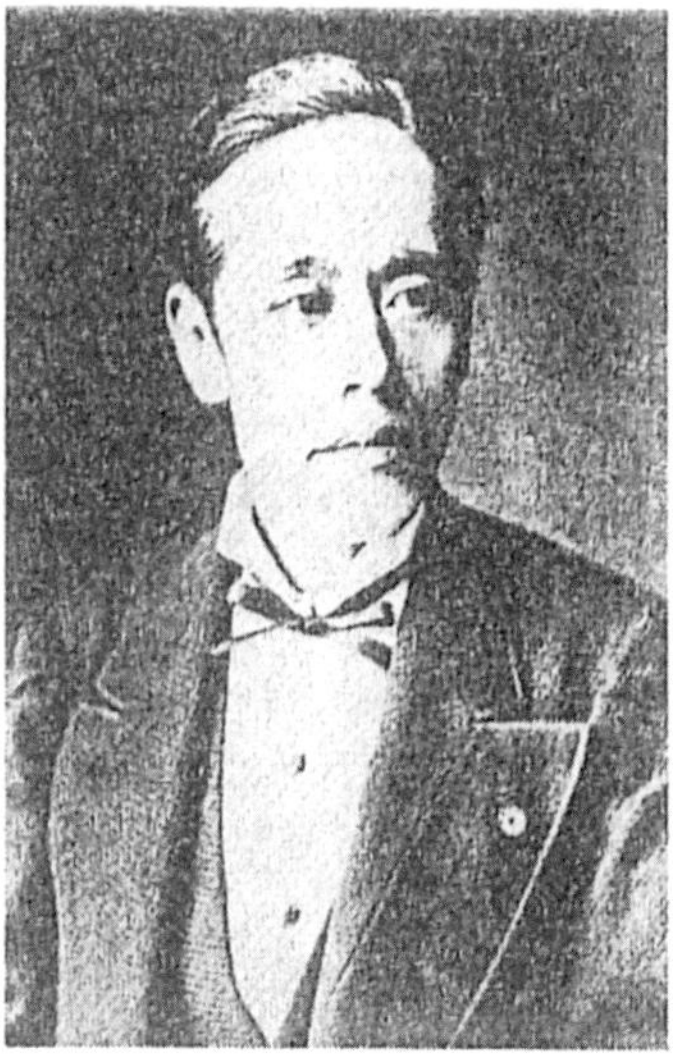
緒方惟準

一月二八日、上本町四丁目大福寺に病院が仮設され（造営工事が加えられたものと思われます）、緒方惟準を院長として、ボードウィンの診療と医学教育が本格的に開始されました。

東京の病院にウィリスが招かれたのが一月十九日なので、東西の医学校病院にそれぞれウィリスとボードウィンが配されるかたちになりました。新政府は当面、西京と東京を併存させることとし、遷都ではなく「奠都（都を定めること）」と呼ばせましたが、この方針に沿ったもののようです。通説ではボードウィンとの対応に岩佐純（越前藩士）と相良が関わったとされていますが、政府の既定方針を通達するだけの役目ですから、相良一人で十分だったと思われます。

六月十八日付、木戸孝允の日記には以下のように記述されています。

「……二字（時）過ぎ木梨と病院に至る。ボードウィンすでに去り、緒方玄蕃不快にて病院にあらず、緒方拙齋余を誘いて緒方に至る。玄蕃面会す。玄蕃病のために出られず、明日ボードウィンの寓へ同行を約して帰る……」

木戸は戊辰戦争（一八六八〜六九年）後、長州藩の内紛などに神経をすり減らし、新政府出仕も儘ならないため、岩倉具視に薦められてボードウィンの診察を受けに来たのです。翌日、緒方とボードウィンの寓居へ赴き、診察を請うとボードウィンは「心労が重なったためで、閑地で静養しなければ治らないだろう」と言って、緒方に薬方、療養法を示しました。ボードウィンは海水浴が最も効果があるとしたので木戸は同行の木梨とともに海水浴をしばらく続け、英気を取り戻しました。なお、木戸日記に出てくる拙齋は惟準の妹婿に当たり、適塾の後継者となっていました。

一方、舎密局の建設も再開され、ハラタマは隣接して建てられた官舎に移りました。五月一日には大阪舎密局が開校の日を迎え、大阪府知事（象二郎はすでに退任）、各国領事などの出席を得て、ハラタマの記念講演が行なわれました。兵庫の病院にいたアメリカ元海軍医ヴェダーも領事として招かれていました。長崎からハラタマと行を共にし、通訳も務めた三崎嘯輔、それに松本銈太郎が大助教に任用されています。

病院・医学所が鈴木町旧代官邸に建設され、名称も大阪府医学校病院となり、ボードウィンと一ヵ年（三月十日から起算して?）の雇用契約が交わされました。舎密局や病院・医学校の建設に後藤象二郎とともに尽力した小松帯刀は、新築となったこの病院でボードウィンの診療を受けました。

兵部大輔・大村益次郎（一八二四〜六九年、かつての適塾生・村田藏六）は、いずれ薩摩に反乱が起こると予想し、大阪の地を鎮西の要所と見て、陸軍所を大阪に設置しようと既成事実を積み重ねつつありました。京都兵学所を大阪に移し、国民皆兵制度の確立を図ろうとしていた矢先（七月二十八日）に、京都で凶刃に倒れます。

大阪に運ばれ、ボードウィンと惟準に下肢切断術を受けて小康を得た時、大村は三条実美に自らの病状を報告し、あわせてボードウィンの抱えている窮状と、軍事病院設立の緊要性を訴えました。「ボードウィンを大阪に招いた小松帯刀と後藤象二郎はすでに離阪し、頼れるものは緒方惟準しかいないのに、緒方にも東京から呼び出しがかかり（侍医の勤めか）、ボードウィンは愕然としてもう帰国するほかないと言い始めました。ボードウィンは軍医としてヨーロッパでも有名な、かけがえのない人物ですから、彼に軍事病院の基礎を学びたく、兵部省伺いの通りに至急仰せ付け願います」と結びました。

相前後して兵部省から弁官へ、「軍事病院を浪花表に取立てたく候事、蘭医ボードウィンを相雇い申されたき事、浪花在住緒方洪哉（惟準）を召遣わされたき事」と上申されました。

三条実美は、大村の不慮の厄難の見舞いを述べ、要職にある自らの不明をわびたのち、「ボードウィンの儀を聞き愕然としました。近日、山口大蔵少輔を上阪させますが、委細は同人に申し付けておきます」と返事を送りましたが、間もなく（十月二日）、大村は敗血症で亡くなっています。

ハラタマも十月十二日付手紙に次のように書いています。

「……ボードウィン博士は、当地では前の長崎におけるように気楽にはしておられません。日本人がはじめ江戸に建てようとしていた大きい医学校を、当地へ変更するという方針が確定しないということが、結果として重要事がなかなか実現しないという事態をもたらしています。ボードウィンは前に私が住んでいた寺（法性寺）に今でも住んでいて、この冬もそこで過ごすことになるでしょう。彼は今私が二年前に経験したのと同じ境遇におかれています。弟の領事は時々ここへ訪ねて来ます。弟の方は外国人に対して、基本的な特権が認められている神戸の居留地に住んでいます。……」

兵部省から、大村益次郎の遺志として、軍事病院設立、ボードウィン雇い入れの請願が繰り返され、明治三年（一八七〇年）二月十九日、大阪に軍事病院と軍医学校が置かれることになりました。大阪の医学校（一年契約）ならびに軍医学校（六ヵ月契約）で教鞭をとっていたボードウィンは明治三年七月にはいずれの契約も任期満了となって、帰国することになり、九月某日横浜に寄港しました。その報を大阪からの電信で得た相良知安は横浜に赴き、大学東校で講義をして欲しいと談じ込みました。それに対してボードウィンは二ヵ月間だけの約束で引き受けました（九月十五日）。

長崎から帰藩した長井長義は、阿波藩から推薦を受け大学東校に入学していましたが、再びボードウィンの生理学の講義を聴講する機会に恵まれました。ボードウィンはいよいよ帰国するにあたって、長井に「今日医学を学ぶにはどうしてもドイツに留学せねばならない」と言って、ドイツの様子を詳しく話してくれたそうです。長井はボードウィンの「別離の言」も書き留めています。
「予四年の後、猶健康なることを得ば、復た東洋に航し、再び諸子に見《まみ》えんとす」とあるところからしますと、ボードウィンは、すでに母国陸軍と四年間の契約を交わしていて、身動きできない状況にあったものと思われます。ボードウィンの当初の計画は戊辰戦争のために大幅に遅れて一年近くを浪費してしまい、二年間の休暇期間を一年近くも超過してしまったのでした。

同年閏十月十五日、ボードウィンは吹上御苑で天皇に拝謁して「汝久シク我国ニ在テ善ク生徒ヲ教授シ医学ヲシテ進歩セシム朕深ク之ヲ嘉《よ》ミス」との勅語を賜りました。また、政府はその功に対して三千両を給しました。

第八話　エミューユ・マッセとオ・シモンズ

エミューユ・マッセ（一八三六〜七七年）は、ボードウィンが大学東校で二ヵ月間の臨時講義を終えて帰国する頃、築地寄留地にいました。

大学は閏十月十九日付で「当校に御雇入れに成っていたオランダ医ボードウィンは期限が満ち、二十三日に帰国いたします。代りの教師がいないと困りますが、幸いなことにフランス医師マッセと申すものが近日、築地に来ており、早速ボードウィンに学業を調べさせたところ、至って成熟しているとのことで、雇ってもよいと申し出ました。ドイツ人医師が参着するまでの間、一ヵ月四百元の給料でお雇い入れくださ い。ボードウィンの帰国時期が迫っていますので至急議決してください」と伺い出て裁可されました。

雇入期間は閏十月二〇日から十一月二二日迄（陽暦では十二月十二日から翌年一月十二日まで）の一ヵ月間とし、そのあとは一月毎に更改すると取り決められました。

採用から一月たって、マッセの給与を受取りに行かせると、大蔵省では「そのような通達は届いていない」と言って支払いを拒み、大学東校が弁官に通達を再確認してもらうという一幕もありました。そして、勤務二ヵ月で罷免されてしまいました。

その理由として「近来、生徒の学業が大いに進歩したので、最早マッセでは教授が十分行き届かないようになった」というのです。そして大学は「西洋医は他にも沢山いるけれども、プロシャ医師が到着するまで、外国医師は雇わないこととしたい」と伺いをたてました。マッセとの契約は一ヵ月毎に更改することになっていましたから解約に問題はないようですが、解雇の理由は不自然です。

木戸孝允の日記に、

「（明治四年）二月二日……孛（プロシャ）公使を訪う且今日　公より賜わる所の漆器縮緬等を

公使とケンフルマンに送る今日は孛王生日且孛国戦勝之祝をなせり　孛館甚修餝（飾り立てるの意か）祝砲花火等を行へり夜與諸氏曾飲談話孛人雇人に付公使ケンフルマン余程周旋せり」

とあります。マッセの解雇から四十日ほど経過していますが、孛人雇人はプロシャ国医師シモンス（オ・シモンズ）を指すと見てよいのではないでしょうか。二月二日からしばらくして雇用したとして、当時は「数え」で数えていましたから、二月から七月まで「オ・シモンズ教師となすこと凡六ヵ月（『学校履歴』）」とぴったり合います。

石黒忠悳も「マッセ氏を断って后一、二ヵ月経ったけれども独逸教師は中々来る音信もなく……キールにて修業したというデンマーク人ドクトルシモンという医士を雇入れた。此人は壮年ではあるが、勉強家ではなく、マッセ氏のほうが遥かに篤学で、今更ながら、前に解雇したマッセ氏を思う人が多かった。シモン氏は主に病院内の内科病者を治療し、講義としては僅の時間を持っただけであった……」と回顧しています。

マッセは独逸側からクレームがついて解雇されたのではないでしょうか。プロシャに十名（在ベルリンの三名を加えると十三名）の留学生を受け入れるに際して、送り出すほうの学校が交戦国の医師を雇っていたのでは本国政府に対して義理が立たないでしょう。そこで、すでに戦争の帰趨は明らかになっていましたが、アメリカにいたゲルマン列国人（デンマーク人とも言われ、キール大学で修業したともありますから、一八六六年の普墺《ふおう》戦争の結果、オーストリアからプロシャに割譲されたシュレスヴィッヒ・ホルスタイン地方の出身ではないかと思われます）のオ・シモンズを呼び寄せたのではないでしょうか。

在留外人人名録の一八七二年の項にフルベッキとともにG・ワグネル（開成所）、W・シモンズ（開成所）と出ています。W・シモンズに相当する人はほかに開成所にいませんから、オ・シモンズのことと思われます。オ・シモンズはミュラーらの就任後は、予科でドイツ語などを担当することになります。

『佐賀県医事史』中の資料に、

「元佐賀県病院教師東校御雇入テ子マルカ人シモンス儀月給三百ドルにて最前公費を以て雇入願之通被遂御許容処シモンス儀更東校御雇入相成別紙写之通候……辛未十一月廿日　伊万里県　大蔵省御中」

とあります。

これは大蔵省宛のヨングハンス雇用伺いの一部で、「デンマーク人のシモンズを当病院で雇いたいと申し入れて一旦お許しを得たが、シモンズが引き続き東校に採用されることになったので、代わりにヨングハンスを雇いたい」というのです。ヨングハンスは、この年の初めに亡くなった佐賀藩前藩主・鍋島閑叟の主治医でした。

オ・シモンズが佐賀藩経由で大学東校に雇われたとは考え難い状況であるにもかかわらず、「元佐賀県病院教師」となっています。オ・シモンズが条約を結んで、正式に大学東校に採用される七月までのおよそ六ヵ月の間の給与は佐賀藩が負担していたのではないでしょうか。それが、「元佐賀県教師」とされた所以《ゆえん》でしょう。

半年ほど放置されていたマッセの解雇伺い（前記）に、六月十九日の日付で「伺之通」と朱記されました。翌日（六月二〇日）の日付で、

「毎々相伺候通り、東校には教師一人も之無く、甚だ以て差しつかえ渇望罷りあり候折柄、今般ゲルマン列国の医師にて『シモンス』と申者渡来候に付雇入しかるべき旨ドイツ書史ケンプルマンより申し来り、同人へ面会学業等取調べ候処、免状も数多持参相応成立のものと相見候に付、ドイツ教師参着迄を期を以て一ヵ月四百ドルの給料と相定め、御雇入に相成可然奉存候。尚此上条約の箇条は相定可伺出候也」

という、およそ五ヵ月前に提出されたままになっていたと思われる文面の大学願が出され、六月二三日に「申し出の通」と朱記されました。この時、ミュラーらは太平洋上にあり、普仏の確執のために未決のままであった案件の収束が一気に計られたものと思われます。

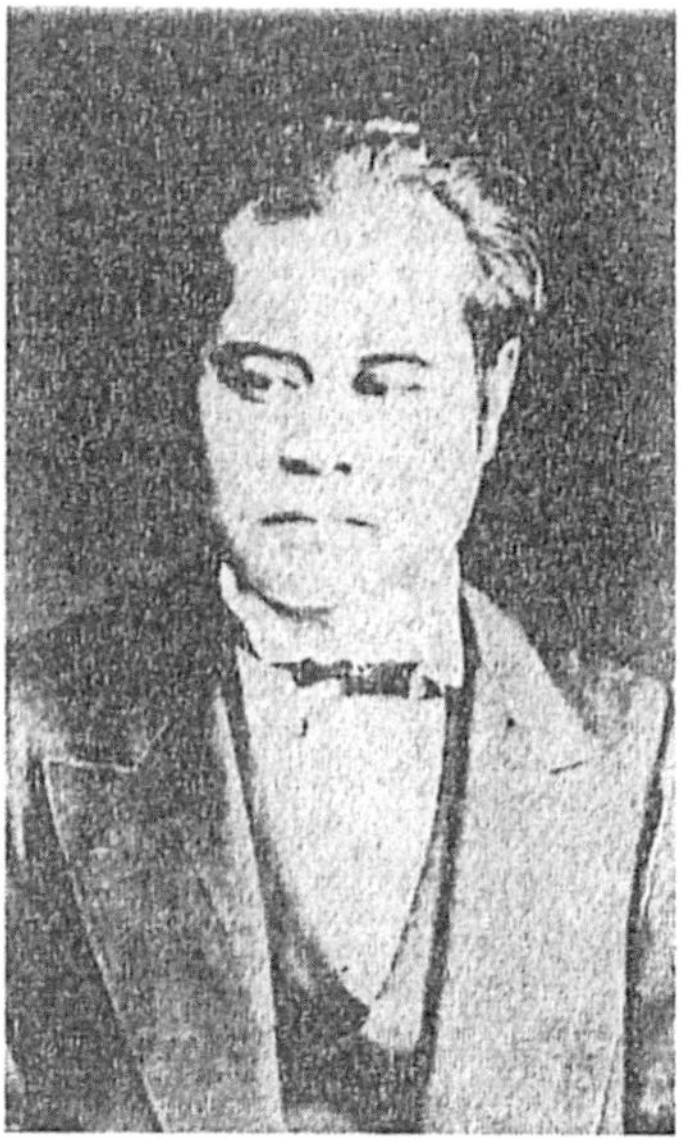
岩佐純

次に徳大寺大納言、岩佐（純）大学大丞、佐藤大学大丞が日本政府を代表して、ドイツ公使館側と取り結んだ条約を示しますが、こちらは実際の日付に相当します。

第一条

一　シモン君の周旋人プロシャ国書記官ケンフルマン君と談判に及び、当明治四年辛未七月十日より向こう三ヵ月の間、大学東校教師として雇入候事

但三ヵ月より猶相延びたる時は此条約書を以て毎一月づつ相定め別に書替えるに及ばず候事

第二条

一　家屋等の件（略）

第三条

一　同君俸給一ヵ月四百元づつと相定め日本の月末に相渡可申事

但洋銀又は洋銀札共、同君の意に任せて可相渡事

第四条

一　若し学校にて差支えが出来、約定期限前に雇止め候共期限だけの俸給は直に相渡すべき事　但し雇期限中若し同君勝手を以て暇を乞候節は其の日迄の俸給を相渡し、其の翌日より相渡さず、又懶惰放蕩の所業等ある時は期限中と雖も雇相止め、其の翌日より俸給相渡さざる事

第五条

一　右期限にて雇相止め候えば其段二ヵ月前に同君へ相示し可申事

第六条

一　毎日午前二時間講義をなし講義終わりて院内の入院の診察し、午後は一日は外来患者を診し、一日は基礎的講義を致す可き事

明治四年辛未七月

（二ヵ月前に相示すは初め三ヵ月雇入の時のみを云うなるべし。三ヵ月の後は一ヵ月も月雇なれ

ば、二ヵ月前の詰甚穏当ならず。免雇の時苦情を申し立てる意あり故にこの箇条省くべし）

条文に相当慎重な気配りがしてある様子が伺われます。さらに外務省に問い合せた結果、差し支えの筋はないと別紙を添えて回答があり、雇用開始七月十日の前日の日付で、指示条項（右記カッコ内）を改めて再提出するように付箋をつけて決裁されました。

第三章　廃藩から明治改暦まで

第九話　軍医寮創設と松本順の登用

戊辰戦争（一八六八〜六九年）が終結し、会津藩に加担した松本 順はスネル兄弟の幇助で横浜に戻り、潜伏しているところを捕縛されました。死罪を覚悟していたのですが、尾張徳川藩邸、続いて加賀前田藩邸において幽囚の日々を送り、明治二年（一八六九年）十二月には特別の寛典（寛大な処分）を以て死を赦され、謹慎（尾張徳川邸）を経て、明治三年五月に自由の身となりました。

順が赦免されるについては、官軍に信頼されていた尚中や、侍医になっていた岩佐の存在が大きく働いたことでしょう。尚中は順のもとへ岩佐を遣わして大学東校に勤めないかと誘いました。医学校（西洋医学所）はもともと順の支配していたところですから、尚中はいずれその立場を譲ろうとしたのではないかとも思われますが、尚中たちの下僚となることを潔しとしなかった順はにべも無く断りました。

順は官に縛られぬ身を選び、つてを頼りに内外の商人、有力者たちから資金を集め、土地、建材も直ちに手に入れて、赦免されてから半年もしないうちに、早稲田に病院と塾舎を建ててしまいました。

順は、日本初の私立洋式病院の開院に際して盛大な披露宴を企画し、内外八百名の名家、医家に招待状を送りました。第一に招こうとしたのは医学校病院の人たちでしたが、当日顔を見せたのは、伝習所以前からの弟子、司馬凌海だけでした。義理の甥にあたる赤松則良は、ただ一人演説に立ち、大学病院から一人も来ていないのは何故かといぶかり聴衆に問いかけましたが、答えるものは誰もいませんでした。

順は「大学はいまだ病院あらず、ただ藤堂邸の旧屋を以て、これに充つ。予がボードエンに依頼せし臥褥（ベッド）その他を用いて、病者を容るるのみなり。故に予が出獄後、いまだ半歳ならざるに、この挙あるを悦ばざりしならん」と考えていました。

彼は、「江戸築地に居住の米・英・仏・魯・蘭の医家に来車《ママ》を乞う」とだけ記していますが、ボードウィンが大学東校の講義を引き受けていた時期に当たりますから、ボードウィンも司馬と一緒にやって来た可能性は極めて高いと思われます。

同じ頃、兵部省から軍医寮を大阪に設置して欲しいと繰り返し上申されました。以下はその一つです。

「明治三年十月某日　兵部省より弁官へ

過日軍医寮の義申し立て候処、其の節如何の次第に之有候哉御許容相成り難き段御付箋相成り候処、元来軍医寮の義は戦争のみに之無くそもそも兵隊入営の節身体の強弱検査仕り候義にて此法相立たず候ては兵事の基本も相立たず畢竟是まで軍医寮の規則之無きより医師も自然軍事病院に出仕するを嫌い候気臭之有候。朝廷に於いても恐れながら軍医寮の趣意得と御貫徹之無きより御設にも相成らざる義かと存じ奉り候。勿論名目相立たず候得どもその実挙がり候は無論の事に候得共前文申上げ候通り軍事病院の趣意医師辺迄も理解仕らず時期其情実篤とご洞察の上速やかに軍医寮御設け別紙三名の者東校より転勤仰せ付けられ、名実共に相立ち候様仕りたくこの段申し進候也。

島村大学少博士　　坪井大学少博士

竹内大学大助教

右軍医助　　仰せ付けられたき事

右軍医権助　仰せ付けられたき事」

大学（権大丞・相良知安）は、これらの人材は東校に不可欠であるとして転出を断り、また人選については、軍医に適した人材がほかにいるからまえもって東校に相談するよう兵部省に指示して欲しいと弁官に伝えました。それからしばらくして、相良知安は拘束されて大学の実権を奪われ、尚中がこれに代わり、一方、山縣兵部大輔から兵部省出仕を持ちかけられた松本　順が兵部省軍医部門のトップに座ります。

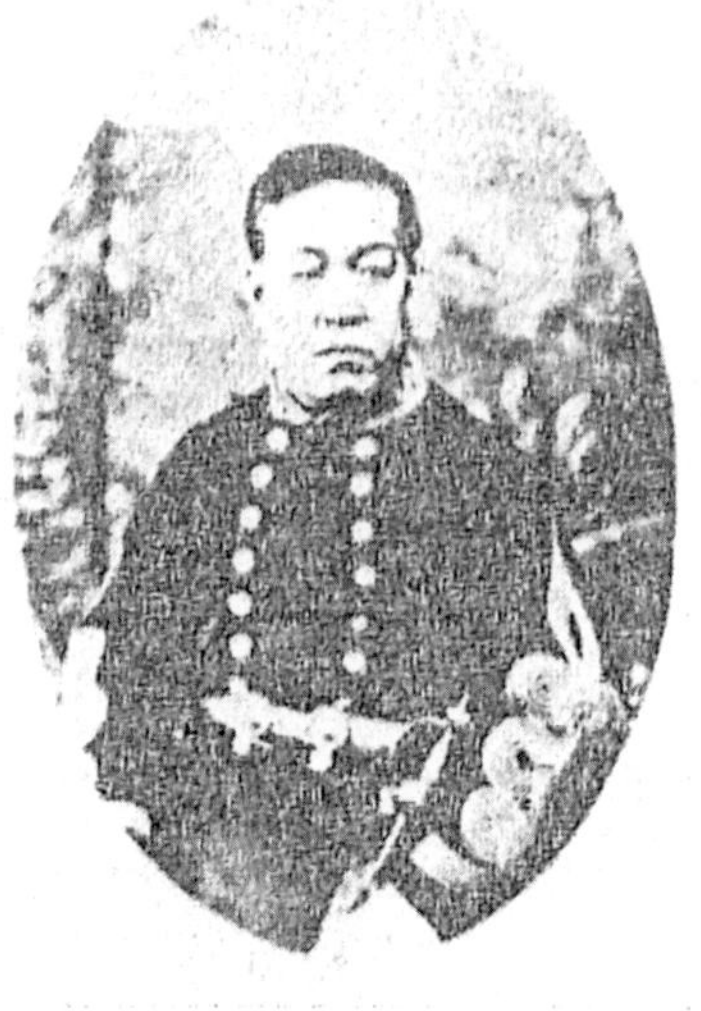

松本順
（維新後、良順より改名）

佐々木高行の日記『保古飛呂比　巻二十九』明治四年（一八七一年）五月の項に、以下のような記述があります。

「尋常病院と軍事病院との論久しくありて決せざる中、五月頃より切迫に相成、最初の兵部省の方は大久保の係り、学校の方は副島の係りにて取扱ありしか共、両人留守後になりては、高行関係（係り）となりて取扱いけるに、議論紛紜《ふんうん》となりしなり、是れは全く松本良順（順）と佐藤春海（舜海、尚中）との争より起こりしことにて、相互に私論となるなり、夫れより岩佐純大に尽力にて、屡《しばしば》高行面会、又山縣兵部少輔にも面会して、種々心配しけるに」

「兵部省の論にては、海陸軍医官は、兼て其筋にて、取立てをかずば、衆医きらいて出役せず、其弊は各国にもある事にて、既に幕府の末世にもこの論紛紜と起りたる由にて、是非とも軍事病院は各立して、幼年より其学校に入れずば、業前に差支ゆるとの事なり、因て尋常病院・軍事病院と各立しては其弊又あるべきなれば、病院は一体軍事病院に取極め、尋常病院を廃して、平人の病気も、矢張軍事病院より治療を受くる様にする方が便なりとの論なり」

「又大学東校の論にては、医道二途に出る時は、迚《とて》も医道の開けるの時あるまじ、其弊は百端なり、何分にも一途に出でて、軍事差支へぬ様に医者を仕立てさへすれば論なかるべし、兵部省は兵事を心配するがよし、只医道は東校へ任せさへすれば、軍事に差支へる事はあるまじとの事也……」

「岩佐の論にては、尋常病院にて医学生を仕立、軍事病院へ渡し、軍事へ入る上は其病院の総督にて、進退等の事より万事掌る事にして、尋常病院は関係せず、只尋常病院、生徒を教育して人物を沢山拵へる方を専務とすとの事也」

佐々木は岩佐純の論を条理ありとみて、兵部省の論を信用する木戸を同席させ、岩佐に説明させたところ、木戸ももっともだと聞き、山縣にも訳を話して、ちょうど上京中であった緒方中典医も交えて方策を立てることになったということでした。

佐々木はさらに続けて、

「是も西洋医〔ホートエン〕、又当時大阪へ御雇の医師より申立てる筋を主とする故に、漸々《ぜんぜん》兵部省論も挫けしなり、方今は能き理を論じても、西洋の説を証拠とするが一番に矢ききがする風になりたり、後世より其弊は見るべけれ共、其時勢は止むを得ざるものなり」と締めくくりました。

次に引用するのは、同年五月九日付兵部省からの上申です。

「軍医寮御建設の義昨年来しばしば申し出で候処東校よりの見込み有之候に付き過日来、度々云々お尋ねも之有りそもそも軍医寮の義は西洋各国に於いても前々建設有之候処、皇国に於いて未だ同寮の規則無之より医員も軍医に出るを嫌い候習気有之より何分軍医寮御設に相成り医官等級も御備え不相成候ては医師登庸方にも差支え候等の義は度々申し出で仕り置き候間右等の次第は疾くご承知にも可有之然る処、当今追々御親兵も相着候付てはいよいよ以て軍医寮御建設無之ては反適（適わず）差支困窮仕り候。兵隊凡そ一万人も屯集候。付ては只尋常の廉を以て遷延仕り候ては終に當省の職掌も不相立様相成り、彼此苦心に耐えず許多の差支え一々申し出で仕らず候得共右の情実篤と御洞察何れにも軍医寮御取建下され候様仕り度此段厚く申し進み候也

追って本文の義差し急ぎ候義に付き両三日中何分御沙汰下され候様仕りたく此段申し出で候也」

これを受けるかたちで、七月五日に兵部省に軍医寮が設置され、八月十二日に松本が軍医頭に勅任されました。

第十話　ミュラーおよびホフマンの東京参着

ドイツ陸軍一等軍医正ベンジャミン・カール・レオポルド・ミュラー（一八二二〜九三年）は前年、日本出発の直前に起こった普仏戦争のために、日本派遣はご破算になったものと思っていたそうですが、明治四年（一八七一年）四月十六日に日本への出発命令を受け取りました。海軍軍医テオドール・エデュアルト・ホフマン（一八三七〜九四年）ともども夫人同伴で同月二十三日、ブレーメンで乗船、五月七日にニューヨークに到着しました。五月の定期船に五時間の差で乗り遅れ、ナイヤガラなどを見物してひと月を過ごし、六月十五日発のアメリカ号でサンフランシスコを出航しました。

ミュラーの回想によれば横浜着港は七月八日でした。ところが文部省記録には七月七日横浜到着となっているそうです。船は七日に横浜に到着したものの、台風のために上陸が遅れて八日になったというのが定説となっているようです。しかし、ミュラーが時差に気付かなかった可能性もあります。

『太政類典』に、

「昨年中御条約に相成り候東校教師独乙国ミラル、ホフマン両名本月十五日東京参着任候。此段御届申候也　四年七月十八日大学」

という記録が残されていますから、ミュラーらが七月十五日に東校に参着したことには異論を挟む余地はないと思われます。
ミュラーらが大学東校に参着した時の様子は『東京帝国大学法医学教室五十三年史』に、次のように述べられています。

「ミュルレルが来朝した折は中々大変であった。予科の教師としてフンクという人が随って来たが、この人はミュルレルの弟子で騎兵大尉、一小隊の騎兵が附き添うて堂々と乗り込んだ、そこで玄関に於て演説をしたが、訳せる人が居ない、相良知安校長の許可を得て司馬凌海が通訳してミュルレルに驚かれた」

同項の文頭に「岡　文造翁談」とありますが、岡　文造は明治六年（一八七三年）に第一大学区医学校に入学しています。したがって、実体験ではなく伝聞を述べたのだと思われます。当時、相良知安は拘禁中であり、予科教師のフンクはまだ来日していません。南校ドイツ語教師のホルツとの取違えと思われます。
ミュラー自身はこの時のことに触れていませんが、八日に横浜に到着して、早くも十日には岩佐の挨拶を受け、十四日には寺島と岩倉に迎えられた、と回想しています。この七月十四日という日は廃藩が断行された日であり、岩倉右大臣は終日宮城にあり、横浜に出向いた可能性はないと思われます。

この日、天皇出御のもとに在京の六十藩主に廃藩の詔勅が宣せられました。翌十五日には藩主が東京に居ない二百余藩の大参事などが宮城に集められ、同様に廃藩が宣せられました。『岩倉公実記』には、この日のことが以下のように記述されています。

「在藩知事の名代として参事を召し罷職《ひしょく》の宣旨を授く。是日具視外務卿と為るを以て之を外国公使に通報す。英国公使嘆じて曰く藩を廃して県を置くは非常の英断に出づ誠に貴国の為に賀すべし。吾が歐羅巴州に於て此の如き大事業を成さんと欲せば幾年か兵馬の力を用うるに非らざれば其成功を期する能はざるなり……」

この日の午後、廃藩置県後の処置について開かれた会議は議論百出して紛糾しました。遅れてきた西郷隆盛は「此の上、若し各藩にて異議等起り候はば、兵を以て撃潰《うちつぶ》しますの外ありません」と大音声を発しました（佐々木高行日記『保古飛呂比』）。

廃藩置県の手順は慎重に討議を重ねられ、東京近傍の藩から不満の藩士たちが攻め上ってくることをあらかじめ想定して、薩長土の御親兵を宮城近くに待機させていました。騎兵一小隊に先導された外科軍医ミュラーがこの日に入京したのは、まさかの時に備えての戦略の一端だったとも推測されます。軍医寮はつい十日前に設置されたばかりで、三藩の御親兵に軍医がついてきていましたが、その指導に当たるウィリスのような外国人医師はいませんでした。

英国代理公使・アダムスがいみじくも述べたように、廃藩は「幾年か兵馬の力を用いなければ成功のおぼつかない」政変だったのです。西郷が戦争を覚悟していたという証言は、書記官として連日の会議に列していた渋沢栄一がしばしば語っているところです。

廃藩置県のきっかけを作ったのは、山縣有朋の家にたまたま来合わせて書生論を戦わせた野村　靖と鳥尾小弥太であると伝えられています。鳥尾と野村が井上　馨のところに行き、井上から木戸を説得してもらうこととし、西郷のところへは山縣が行くことになりました。山縣が西郷に廃藩のことを持ち出すと、西郷は即座に賛同しました。余りにあっけない返事なのでもう一度念を押しましたが、同じ返答でした。

一方、井上のところへ行った鳥尾と野村は、食事中の井上に「吾々の話は真面目な話だから、その覚悟で聞いてもらわにゃならぬ。もしも聴かぬと言えば、刺し違えるか首をもらうかどっちかするからその覚悟で聴いてくれ」と言いましたが、井上は「首を斬るとか言うならば今日の処、廃藩立県の事より外にあるまい」と用件を言い当てたということになっています。井上は、鳥尾も野村も何も語らずに死んでしまって、二人がどういうきっかけで廃藩を持ち出したか分からないと言っていますが、語るに落ちたというべきでしょう。

当時の財政状況を知る渋沢栄一は、この時に廃藩をやらねば、国家が立ち行かなかったと繰り返し証言しています。会議で、「もう一度戦争をせねばなるまい」とだけ繰り返す西郷の真意を測りかねていると、井上がやっと分かったと言って、その真意を解いて見せるのですが、そのことを渋沢の孫である市河晴子が筆記しています。

「……西郷の真意は廃藩置県が先決問題である。廃藩置県を本当にやりあげたその土台の上にそれ等の法則を建てなければならぬ。今急いで目下の中途はんぱな世の情勢を基として左様なとりきめをしてしまう事はむだである以上に、事皇室にかかっているから軽々しく改廃するのは敬意にも欠け、困難をも生じるからよろしくないと云うのであったが、この廃藩の事は絶対に秘密を要するのであったと云うのは、一度これを勅命としておおせ出されてからこれに反対すれば朝敵となるから誰もつつしむが、まだ勅命として下らぬ先に漏れ聞いてこれに反対するのは底意は自己の利益から割り出した論にもしろ、御国の乱れんことを憂えると云う立派な口実のある一つの政治意見として発表し得るから、多くの藩主が騒ぎ立てて事が成就しないであろう。

又一方当時は藩の発行していた藩札と政府の出していた太政官の金札とが二つながら行なわれ、有力な藩では藩札の方がよく通用すると云う事情も有って、廃藩置県の必要も此の為にいよいよ痛切であり、又これを勅命の下る日まで秘密にしておくことが物価に対しての影響等の経済方面からも緊要なのであった。そこで西郷は露骨をさける為と、一つにはこの重大事を決行するには戦いの覚悟無かるべからずという意味とで、あの様な謎を云ったのだと、井上は説明して『それならそれで又何とか云いようもあろうに、ああ云うとぼけ方をするのが西郷さんの癖だ』と祖父と共に苦笑した」（『渋沢栄一伝記資料　第三巻』）

井上は上司の大久保か、木戸に聞いたことを渋沢に伝えたものと推測されます。廃藩は武士の失職を意味するので、井上の絡む書生論伝説は、不満分子に攻撃の標的を絞らせないために仕組んだ方策ではないかと考えられます。既に国民皆兵論の大村益次郎が不平士族の怒りを買い、犠牲になっていました。

蛇足ですが、井上 馨については、かつての教科書に掲載されていた「母の力」と題する一節があります。闇討ちにあって息絶え絶えの若者を、その兄が、もうこれまでと介錯して楽にさせようとしたところに、若者の母親が立ちはだかり、その死を免れさせたという事実訓話でした。この若者がほかならぬ志道聞多《しじもんた》、後の井上 馨です。井上が何事にも慎重なのは、若い時の受難が影響しているのではないでしょうか。井上は一度、総理大臣に推され、渋沢が大蔵大臣を務めることを条件に引き受けるのですが、渋沢が蔵相を受けなかったので、結局、総理大臣になりませんでした。このような井上の深謀は東校をめぐる問題とも関わりがあると思われます。

話を元に戻すと、当時フォン・ブラントは帰国していたので、岩倉外務卿にミュラーらを引き合わせたのは、オランダ弁理公使のファン・デア・ウーベンでした。引見は七月十七日に予定されていたという記録があります。

ところで、アルベルト・ボードウィンもミュラーたちと同じアメリカ号に乗り合わせていました。サンフランシスコ発一八七一年七月三〇日の書簡に、

「明後日、八月一日（明治四年六月十五日）正午に横浜行きの四千三百トンの大型汽船アメリカ号で船出します。満員ですが、私のためにフレメリー氏が予約しておいてくれたので助かりました。二十三日（七月八日）に横浜到着予定です」とあります。

休暇期間を早めての帰日ということですから、ミュラーらと同じ船に乗り合わせることになった経緯にはフォン・ブラントやオランダ公使の配慮があったかとも思われます。

フォン・ブラントはアメリカでミュラーらと接触した可能性があります。海外電信の無い時代にあって、先に述べたオ・シモンズと大学東校との正式契約がタイミングよく行なわれたのは、ミュラーらが五時間の差で五月（旧暦七月）の定期便に遅れたからでした。ミュラーはのちに「(病院の建築指導のために雇われた)ドクトル・シモンズはわれわれより数日前に来日し、少なくともこの地位はドイツ人によって占められることになった」と回顧しています（『東京― 医学』）。

さらに、黒田清隆の要請を受けて開拓使顧問として来日したアメリカ農務省高官ケプロンも、医師エルドリッジなどを伴って、七月七日に横浜に到着しています（大西泰久編・著　六角枉那・高雄訳『御雇医師エルドリッジの手紙』みやま書房、一九八一年）。こちらもアメリカ号に同船していたと見ていいのではないでしょうか。三週間の船旅で、これらの人たちにどのような触れ合いがあったのか。アルベルトとミュラーらとの間には何らかの接触があったと推察されるのですが、札幌に建てられた女学校の教師にアルベルトの親戚が選ばれたという話もあるので、アルベルトとケプロンたちとの間にも交流があったことが推測されます。

ケプロンらは早くも八月二日には天皇に拝謁しています。北海道への赴任が急がれたためでもあったでしょうが、ミュラーらが天皇に拝謁するのは、それから二ヵ月ほど経った十月五日でした。フルベッキや、灯台建設を指導したイギリスのブラントン（鹿児島でウィリスにも会っています）、横須賀造船所のフランス人などと一緒でした。

それから四年後、明治八年（一八七五年）五月十八日、天皇はミュラーおよびホフマンとその妻たちを浜離宮に召して晩餐を賜りました。通訳として三宅　秀ならびに赤星研造が当たり、ほかに木戸孝允、徳大寺実則、東久世通禧などと宮内官が列しました。

『明治天皇紀』にはアルベルトの名がありませんが、『木戸孝允日記』の同日の記述に「……某より浜離宮に至るル（アルベルトの意か）ボードイン、ホフマン夫婦晩食を玉わり余も同食す……」とあるので、ミュラーらの来日当時の関係者がほぼ揃ったことになります。アルベルトから見れば、赤星や木戸など自分と関わりのあった人たちと共に賜餐《しさん》に与ったことになります。

しかし主賓と思われるミュラーおよびホフマンとともにアルベルトが列していることは、アルベルトとプロシャ医師たちとの間に少なからぬ因縁があったことを裏付けるものと考えられます。

第十一語　九鬼隆一の文部省

明治四年（一八七一年）七月十八日、大学（行政機関）が廃され、文部省が設置されました。以下は、長与専斎の『松香私志』からの引用です。

「明治三年長崎医学校は大学の管轄となり、余は大学少博士に任ぜられ次の年七月徴せられて東京に出て中教授文部少丞に進みぬ。……余は着京の後、先ず井上伯（馨）の許にいたり内意を伺いけるに、此の地の医学社会は今一段の進善を待つべき有様なり、文部卿に面会して能く其の実情を聞かるべしとありければ、直に江藤（新平）氏を訪いけるに、井上等より長崎医学校改革の始末を聞き当地の事も君を煩わさんと思うなり、十分に心を尽くされたしとの事なりき。されど余は此の地と長崎とはその事情も大に異なるべければ微力の及ぶ所にあらずとて固く辞して帰りぬ」

さらに木戸孝允の日記の七月十九日の項を引用します。

「長与詮斎《ママ》来る。詮斎兼て東校医学の十分規則不相立　後来生徒の進歩に関係するを憂う。依て余昨日江藤へ語り、今日詮斎をして江藤に至り其説を尽さしむ」

長与は木戸について触れていませんが、井上は訪ねてきた長与に木戸のところへ行くように指示したのでしょう。木戸は長与に、東校のことは江藤に話しておいたから、江藤によく相談するようにと申し付けました。木戸は東校のことを専斎が憂えているように書いていますが、東校の現状と将来を懸念していたのは木戸自身だったでしょう。それは御雇外国人を監督する立場の外務卿になった岩倉具視の心配事でもあったはずです。長与が固辞したので、次の手が打たれました。慶応義塾生であった若い九鬼隆一（一八五二〜一九三一年）の任用です。

先ず、『伊藤博文秘録』（伊藤博邦監修、昭和四年）所収の九鬼の談話を引用します。

「……江藤が文部大輔で、井上毅《こわし》が私より五六歳年長で、月給四十円、私が三十円、浜尾新は同年だったが二十円であった。其中にどう云う訳か、江藤が非常に私を引立ててくれた。それで年長であり、上官であった井上を飛越して、私をいきなり月給百両の大学東校副長心得にした。其頃の学生の事だから、副長の私よりは、年上の生徒が幾らも居たし、大抵は同年位な者ばかり

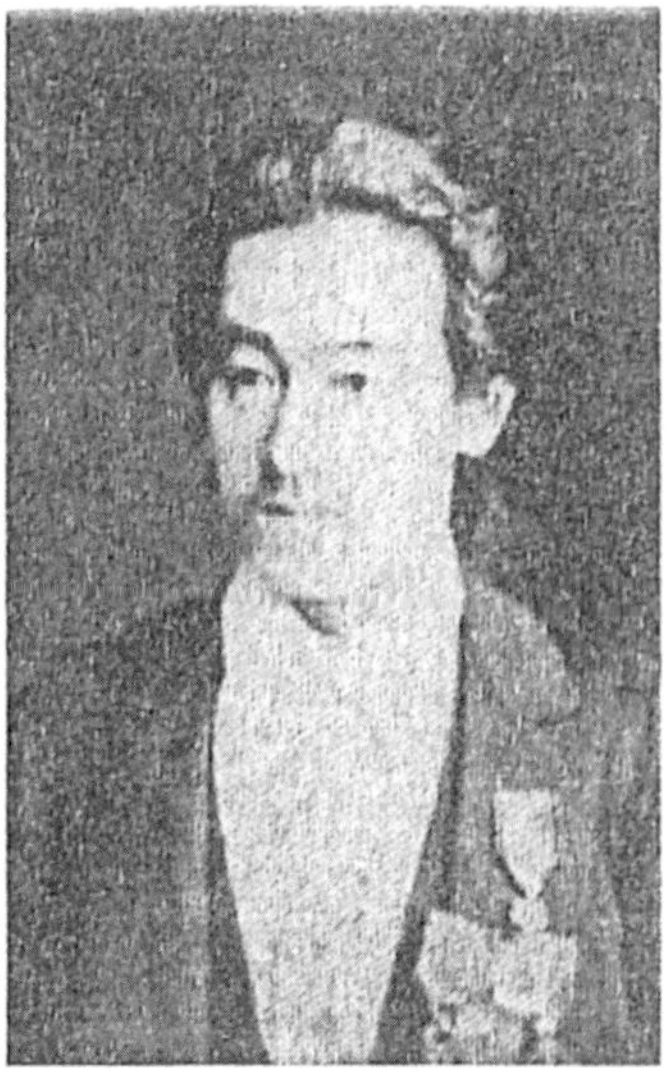
九鬼隆一

だった。当時大学にはホフマンを初め数名の独逸雇教師が居た。これらは文部省の設置される以前から居たもので、何かにつけて威張って仕方がない。私は構わず九鬼一流の猛烈な手段で、遠慮なくビシビシ遣っ付けたので、教師共は怒って文部省へ詰め寄せる、学生は喜んで応援する。一時はなかなかの騒ぎを演じたものだったが、……」

さらに、九鬼は岩倉公とは元治元年からの馴染だったとも言っています。九鬼は先ず文部省に勤め、しばらくしてから東校に配属されたものと思われます。

次は『教育五十年史』（民友社、大正十一年）に載せられた、九鬼談話からの引用です。

「ドイツ人の威張り方は頗《すこぶ》る非常なものであった。随分我儘の仕放題であったが、誰にも之を抑える事が出来なかった。其処で文部の当局者は、当時文部大輔の江藤新平であったが、予は其旨をうけて東校の副長心得となった。さて副長となって行って見ると、成る程遣り憎くい。生徒と共に学校内に住んで監督して居ったが、私は未だ漸く二十二、三になったばかりの青二才で、生徒の中には開業医が多く、私より年長の者が沢山居った。併し若い勢いで無茶苦茶に遣つけた。殊に独逸の教員達の我儘は言語道断で、無断欠勤、或は二時間も遅刻するのが珍しくないという有様、併かも誰一人之を抑えることが出来ない。其処で予は、其中で一番道楽をして怠けてばかり居ったドクトル・シモンというのを先ず取っちめてやろうと思って、六十日の間、其教師の遅刻、早退き、欠勤及び其他種々なる落度を一々手帳に控えて置いて、丁度月給を渡す日になって、ドクトル・シモンを副長室に呼んで、司馬凌海氏を通辞として、六十日間の落度を一つ一つ数え上げた。其上で月俸一ヵ月（三百円）分を罰俸として差引くという事を宣告したが、此時ばかりは余程困ったらしかった。併し予の言う事が一々尤もなので一言の口返答もなく、黙って其申渡状に署名した。すると其後三週間ばかり経ってから予は文部省へ出頭を命じられた。文部省と言っても湯島の聖堂の広い一室で、上は大臣より下は受付に至るまで、一つ室の内にゴタゴタ机を並べて居るのであった。江藤文部大輔の前へ出ると、あまり外国人に烈しく当たらぬようにせよとの注意であった。予は之に対して一々申開きをすると、文部大輔も其れならばよろしいと言ってくれたので、意気揚々として帰ってきた。併し後に予が文部大臣になった頃、此当時の一件書類が手に入ったので、之を読んで見ると、江藤が予を呼び出したのは、外国人の方から九鬼を東校に置くならば本国へ引き揚げて了うと威嚇された結果であるらしく、又其結果『九鬼を譴責《けんせき》した』という書付を外国人の方へ送った事が分かったので、私は其時ひどく怒った事を覚えている」

九鬼は旧藤堂邸のどちらかの寄宿舎に住み込んで、内偵を始めたのでしょう。そのうちに舎長の石黒に咎められる成り行きとなったものと思われます。

石黒は九鬼から、いろいろ調べることがあると告げられました。オ・シモンズの素行調査は九鬼の任務の本筋ではなく、ウィリスを怒らせるに至った顚末や、D・B・シモンズが不採用になった経緯などを調査すること、ミュラーおよびホフマンの素行・信教・教育態度等を報告することなどが、江藤ひいては木戸、岩倉から与えられた任務ではなかったかと推察されます。

オ・シモンズの雇用契約には、懶惰放蕩の所業がある時には、雇用期間中でも解雇し、以後給料を与えないなどと書かれていました。外国人お雇いの条約としてはやや行き過ぎのようにも思われますが、それまでおよそ六ヵ月に及ぶオ・シモンズの勤務態度に問題があったとすれば納得できます。オ・シモンズを内偵調査の囮とすることが既に織り込み済みだったとみることもできます。

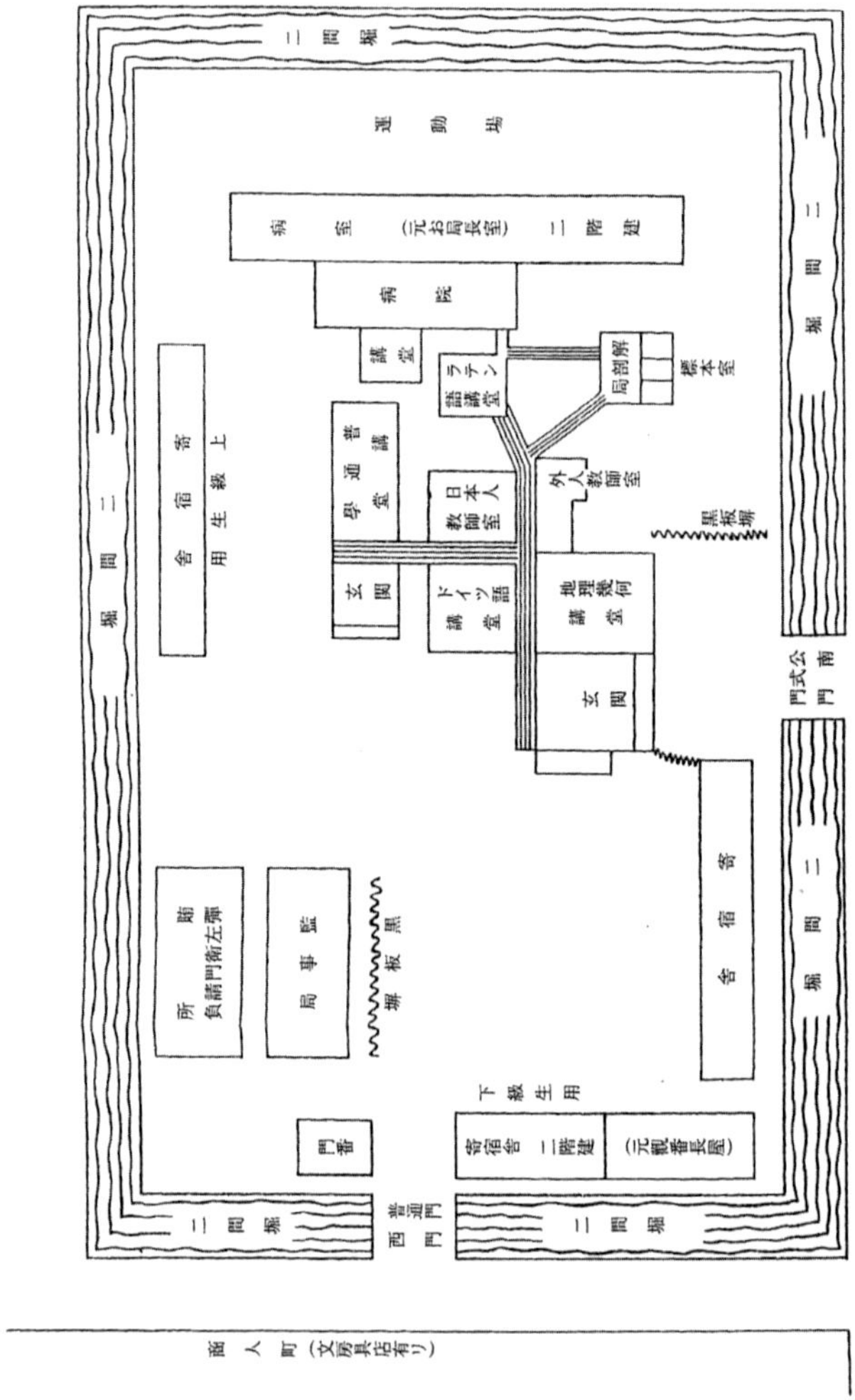

明治六、七年頃の東京医学校見取り図

枢密顧問官・九鬼隆一（星崎貞四郎、貞次郎、佐々木此面、九鬼静人、成海）が古希を迎えた頃の、五十年も昔の回顧ですから、取り違え、思い違い、誇張があるのはやむを得ないことでしょう。回顧に「文部大臣になった頃」とありますが、彼は明治十七年に文部少輔として文部省を退官し、それからも文部大臣にはなっていません。件の書類を目にしたのは明治九年から十年にかけて、文部卿が欠員で、文部大輔（田中不二麿）が不在のために、文部大丞の九鬼が省務を代理していた時のことと思われます。

明治五、六年の記憶が曖昧になるのはこの間に改暦があったことと無関係ではないでしょう。外国人だけでなく邦人官吏も月給制としたため、閏月が数年毎にやってくる日本暦では予算編成に支障をきたすと気付いた大隈らが、急遽、太陽（グレゴリオ）暦採用に踏み切ったのでした。改暦に伴い、明治五年十二月三日が、明治六年一月一日とされました。当然のことながら、二月にはキリシタン禁制の高札も撤去される運びとなりました。

しかし、九鬼隆一の履歴には単なる記憶違いでは片付けられない問題も残されています。明治五年四月七日文部省十一等出仕とされ、本人自筆の履歴にもそう書かれているということです。引用した回想には「文部大輔・江藤新平の意を受けて」とあります。江藤が文部大輔であった期間は、明治四年七月十八日から八月三日までの十六日間で、八月四日から左院に移りました。九鬼が赴任してから六十日以上経ち、文部省に呼び出された頃には、江藤は文部省にいませんでした。七月二十八日、大木喬任（民平）が文部卿に任ぜられました。大木は江藤新平、古賀一平を加えて「佐賀の三平」と称された人です。

引用はいずれも談話筆記であり、後者は文章に起こしてから九鬼の検閲を受けていないとの事なので、九鬼を呼び出したのは大木であるはずなのに、江藤と言ってしまってそのままになったものと思われます。あるいは行き掛かり上、江藤が文部省に来て、九鬼に対したこともあり得ます。ドクトル・シモンとは勿論、オ・シモンズのことです。

オ・シモンズは七月十日から十月十日までの契約で、それ以前の未契約期間に引き続いて東校に勤務していました。六十日経ったあとの給料日は、契約期間が切れようとする時期になります。この頃、ミュラーはG・ワグネルを東校のドイツ語教師に迎えるよう図りましたが、南校から断られています。オ・シモンズは、医師としての契約期限が満了した後、さらに予科のドイツ語、ラテン語並びに数学の教師として東校に止まり、その結果、十月の東校任期満了を見越して、オ・シモンズと伊万里県との間にすでに結ばれていた雇用契約が解消されたことは、すでに見たところです。

オ・シモンズは明治六年長崎医学校に転じましたが、そこでも予科の語学教師を勤め、さらに佐賀県病院にも勤めて医師、医学教師として活躍した後、明治十三年一月から同年三月まで東京外国語学校でドイツ語教師を務めました（『東京外国語学校沿革』）。それからの消息は不明です。

通説によると、九鬼の東校赴任時期は明治五年九月とされています。しかし、この時期には東校はすでに「第一大学区医学校」と改称されており、ミュラーおよびホフマンは大木文部卿の次席で、日本人教師の支配を受けないことが再確認されていました。教師でもない一事務官がオ・シモンズの譴責処分などできる状況にはなかったと思われます。さらに、この年三月の東校行幸に際し、ミュラー、ホフマンとともに、オ・シモンズも「生徒教育尽力之段朕甚だ嘉す焉朕更に汝等の勉励して生徒をして益《ますます》研学懈《おこた》らざらしめん事を望む」との勅語を賜っています。そのあとになって、オ・シモンズを譴責処分に処すことなどあり得ないと思われます。

六十日間にわたるオ・シモンズの素行調査が終了したあとだと思われますが、九月二十五日に大木文部卿は、文部省の奏任官全員を一旦罷免してしまいます。そして翌日以後、元通りに任命された者もいれば、そのまま任命されなかった者もいました。

文部奏任八等出仕と自ら記す石黒忠悳は罷免されたままでしたので、大木の股肱の臣である書記官

（九鬼？）に猛烈に楯突いたためだろうと受け取りました。この際、海外留学でもと考えていたところ、松本 順の使いが来て兵部省出仕を打診され、石黒が「その積りはない」と答えると、その夕、松本自身が石黒の寓所を訪れ、軍医制度の確立に力を貸して欲しいと懇望しました。石黒はいくつかの条件を提示し、山縣兵部大輔にも会って「藩閥を眼中に置かぬ」という条件を確認した上で、十月九日、兵部省軍医寮八等出仕に任ぜられました。

多くの貢進生を抱えていた南校とともに東校（文部省が出来てから、大学東校は単に「東校」と呼ばれるようになりました）も九月二五日に一旦閉鎖され、生徒は全員退学させせられました。両校とも篤学の者のみを選び、更に試験を課して再入学させています。

第十二話　相良知安の禁錮と司法省

明治四年七月九日、刑部省と弾正台が廃せられて、司法省が設置されました。明治三年十一月以来、弾正台に留置されていた相良知安は、次のように語っています。

「……一日ボードインを進めて厚遇し、一生の賞典を賜い竜顔（天皇の顔）を拝するを得て帰国せしめ、新たに独乙医学の採用を上請し普国に各科専門の教師を雇い、少壮の医学生を選んで各科専門を命じて普国に留学せしめ、上野の地を請て医学校病院を建築せんとす。この時普仏戦端起て来朝の独乙医猶予を請い、上野の建築職工乏しうして大阪造幣局の工事畢《おわ》るを待たんとす。不幸にして属官利を争い狂生あって弾正台に訴う。初め単身東下し大病院の後を承け属官の如きは旧により徐々に之を改めんと欲し、実は未だ其の至情を知らず、故に謾《みだり》に一身以て之を受け既立の東校を全うせんと欲して其要領を得ず、留台期年弾台廃して司法省に渡り禁固を蒙る」（鍵山　栄著『相良知安』中の「相良文書　三」、日本古医学資料センター、一九七三年所収）。

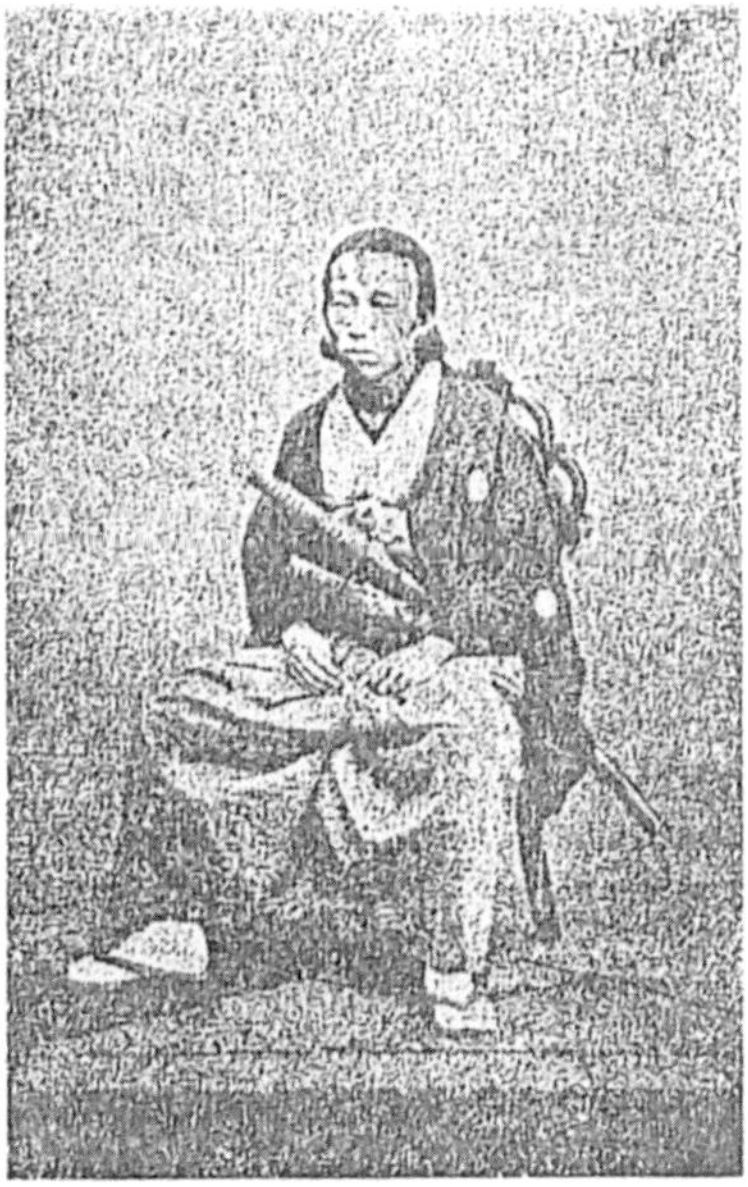
相良知安

上野に医学校病院を建築しようとしていた矢先に、大阪造幣局のほうが優先される羽目となり、あまつさえ属官の起こした利権争いに連座して難に遭い、審議も行なわれぬまま一年近く弾正台に留め置かれた挙句、弾正台が廃せられて司法省に移ると拘禁されてしまったというのです。

『太政類典目録』に、次のような項目が見いだされます。

明治三年四月九日　澤外務卿英国公使水師提督等参朝の節不都合あるに付謹慎に処す
明治三年九月十七日　森大学大主簿を弘前藩に責付す
明治三年十一月十五日　鹿児島士族森時之助責付
明治四年八月十七日　岩佐文部大丞喚問
明治四年九月　大内史土方久元文書誤写の罪を贖ふ
明治四年十月　司法大輔佐々木高行外三人断刑伺の内脱字あるの罪を贖ふ
明治四年十一月　元大学権大丞相良知安外一人英和字書買入方不正に付禁固及贖罪

それぞれの項目について国立公文書館つくば分館で検索すると、以下の史料を確認できます。

司法省届

岩佐文部大丞右相良権大丞糾問ノ儀ニ付相尋度筋有之明十八日當省ヘ呼出候間此段申候也　四年八月十七日　十一月相良岩佐ノ処断アリ刑罰ノ部ニ載ス

司法省伺

佐賀県士族正六位相良知安右者大学権大丞職務中不筋ノ取計有之候始末吟味ノ上別紙ノ通申付度依之位記剥奪ノ儀相伺候也　十一月五日　司法

「伺之通」

別紙　申渡

佐賀県士族　相良知安

其方儀大学権大丞職務中諸事厚可心掛処無其儀英和辞書買入ノ節別金備置営繕御入費ノ多足ニモ致度迚不筋ノ取計ヲ以餘金取設置其餘彼是不都合ノ及取計候始末不埒ニ付禁錮一年半申付ル　司法

司法省届

文部中教授岩佐純右者大阪医学校御用途可相成英和辞書御買入方云々ニ付不束ノ取計及ヒ候始末

吟味ノ上別紙ノ通申渡積ニ付此段申進候也　十一月五日

別紙

文部中教授岩佐純

其方儀大阪医学校御用達ニ相成候英和辞書買入ノ節出納係森時之助申聞候迚不筋ノ儀トモ不心付右書籍代償餘分ノ趣ヲ以金子受取候始末不束ニ付贖金四両二歩申付ル　司法

岩佐の申渡状に出ている森時之助は、明治三年九月十七日に弘前藩にお預けとなり、同年十一月十五日松代藩にお預け替えになっています。それ以外に森に関する記述を見つけることはできません。『太政官日誌』にも該当する記事はありません。

相良の拘束が冤罪によるものだとか、土佐藩士たちの怨嗟によるものだとか、巷に伝わっている風聞は誤りであったことが確認できましたが、相良の申渡状にある「営繕御入費ノ多足」「餘金取設置」「其餘彼是不都合」などが何を意味するのか、先に引用した相良の述懐から見る限り、相良自身にも分からなかったのではないかと推察されます。

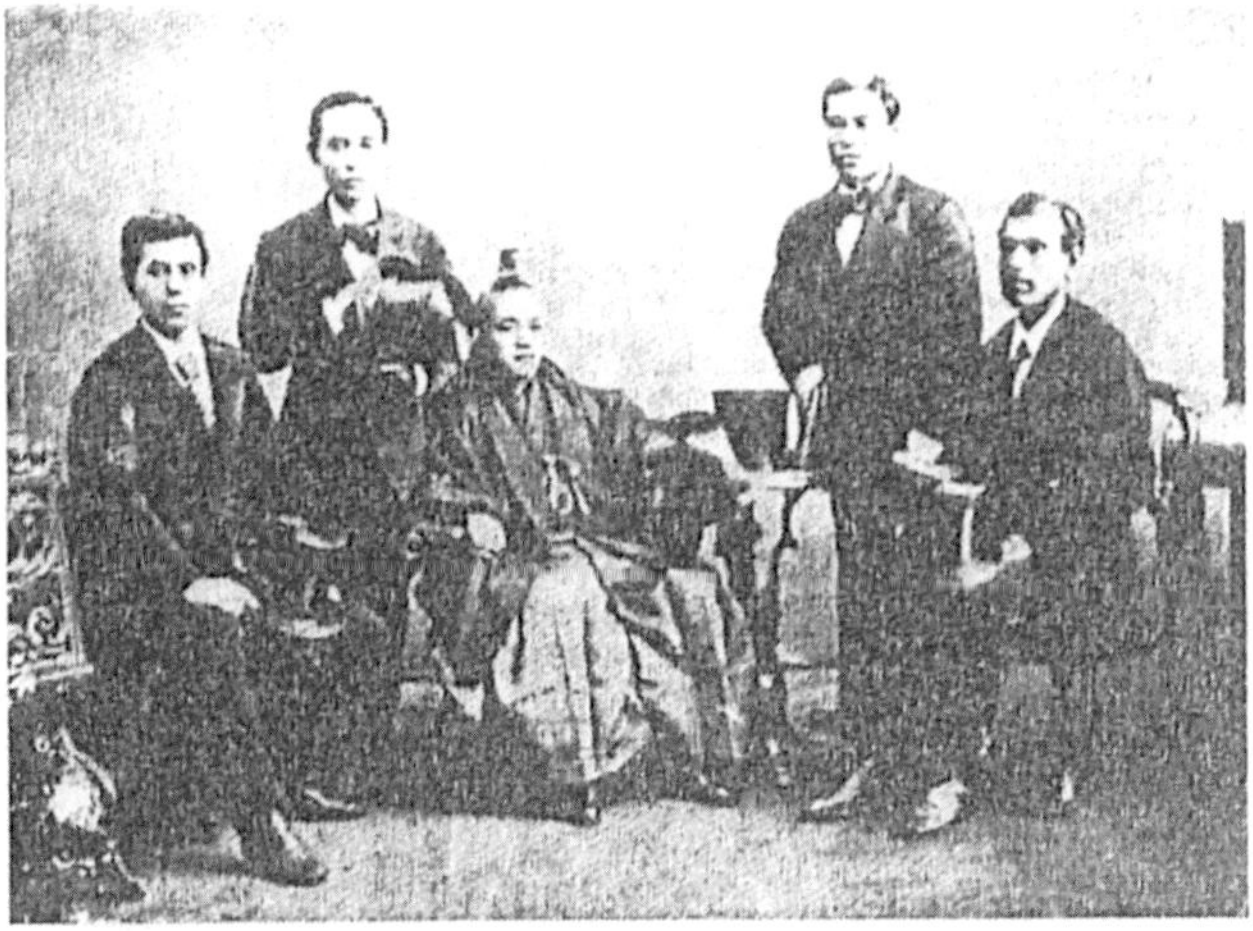

岩倉使節団（右より大久保利通、伊藤博文、岩倉具視、山口尚芳、木戸孝允）

相良処断の当事者は司法大輔の佐々木高行でしたが、判決の翌週には岩倉使節団の理事官として渡米の途に就きました。

相良は続けて次のように述べています。

「此の間に形勢一変して閑叟公（前藩主・鍋島直正）薨じ、廃藩置県となり岩倉、木戸、大久保の諸公、大使として欧米に出て、留学生罷められ、或は転業す。普仏戦歇《やみ》て普医已に来れり。茲に特旨禁固を免《ゆる》され、再び官に復して……」

相良は、留台期間も含めておよそ一年半にわたった拘禁を特旨によって免ぜられ（五年四月二七日に江藤新平が初代司法卿になってからと思われます）、明治五年十月八日に五等出仕を仰せ付けられ、第一大学区医学校長に任命され、十一月二十八日に大学校設立掛となりました。文部卿は大木喬任で、大隈重信、副島種臣が留守政府の参議に就き、元佐賀藩士たちが全盛期を迎えていました。大木は文部卿に就任以来、文部省人事を刷新し、全国の藩校を廃止させ、五年八月にはホフマン建議を主軸に学制を頒布、さらに大隈と組んで改暦を実現させてしまいました。明治六年四月十九日、大木は参議に昇任して、文部省を去っています。そして、「文部少《しょう》輔の九鬼か、九鬼の文部省か」と言われる時代が到来します。

第四章　文部省医務課から内務省衛生局へ

第十三話　海外派遣医学留学生とその総引き揚げ

大学東校からプロシャへの留学生派遣願いが出されたのは、明治三年十月十日で、ボードウィンが大学東校で講義を引き受けていた頃でした。

「外国教師を雇っても員数に限りがあり、実習器機も十分に備えられないので、若い優秀な生徒を派遣し、個別の科目を指定して学ばせ将来の教官に育てたい」というのが、その趣旨でした。先の長井の証言などから見て、ボードウィンの勧奨によるものと推察されます。ボードウィンは大典医の伊東方成にも、普仏戦争（一八七〇～七一年）は軍陣医学を学ぶ絶好の機会だとして再渡欧を勧めています。

派遣留学生の選考は、閏十月三日までに終わりました。

以下に、『公文類聚』に載せてある留学候補者と科目、年齢を記します。午は当年（庚午・明治三年）の数え年であることをあらわしています。

理学　　松江藩　　北尾次郎　　午　十七歳

化学		佐土原藩	尾崎平八郎	午 二十歳
化学		佐賀藩	大石良乙	午 二十二歳
原生学		福井藩	今井　巌	午 十七歳
解剖学		（福井藩）	山脇少助教	午 二十二歳
人身学	在独逸	高知藩	萩原三圭	
原病学		（佐賀藩）	相良中助教	午 三十歳
断訟学		（旧幕臣）	池田少典医	午 二十九歳
薬物学		豊橋藩	大澤謙二	午 十九歳
治療学		徳島藩	長井直安	午 二十六歳
治療学		山口藩	荒川邦蔵	午 十九歳
外科治療学	在独逸	佐倉藩	佐藤　進	午 二十五歳
薬物学・学校事務	在独逸	山口藩	青木周蔵	

当初、「大学東校」より留学させるとなっていましたが、指示によって「東校」は削られました。大学東校（池田、長井、大澤）だけでなく、大阪医学校（相良）ならびに長崎医学校や南校からも、教官

と学生が選ばれています。なお今日、科目名の理学は物理学、原生学は生理学、人身学は人体解剖組織学、原病学は病理学、断訟学は法医学を指します。

今井　巌とあるのは岩佐　純の弟で、長崎でハラタマの指導を受けていました。小柄な今井をハラタマは「グレート・ラボアジェ」と呼んで可愛がっていましたが、のちに鉱山学の教授になりました。相良中助教とあるのは相良元貞で、当時、大阪医学校に勤めていました。池田少典医は長崎医学校から上海に逃れた池田謙齋のことです。尾崎平八郎が病に倒れ、同じ佐土原藩（島津文藩）の木脇良（太郎）がアメリカからやってきました。年齢の記載がない青木は二十七歳、萩原は三十一歳でした。

池田謙齋ら九名（長井は遅れて出航）は、明治三年十二月三日、アメリカ船グレート・リパブリック号に乗って横浜を出航しました。兵部省派遣の東伏見満宮と彼に随行する一行、少弁務使・森有礼に連れられてアメリカに留学する一行を含めて日本人は三十七名の道中でした。

太平洋上で池田は、日曜日の礼拝が予定より一日ずれたことから、一日あたり一時間、二十四日の旅程では一日の違いが生じることに初めて気付きます。半年ほど後にミュラーらは逆周りで来日しますが、太平洋横断により暦日が一日早まることに気付かず、七月七日の横浜到着を八日に取り違えたのではないでしょうか（前述）。日付変更線が設定されたのは、それから十数年後のことです。

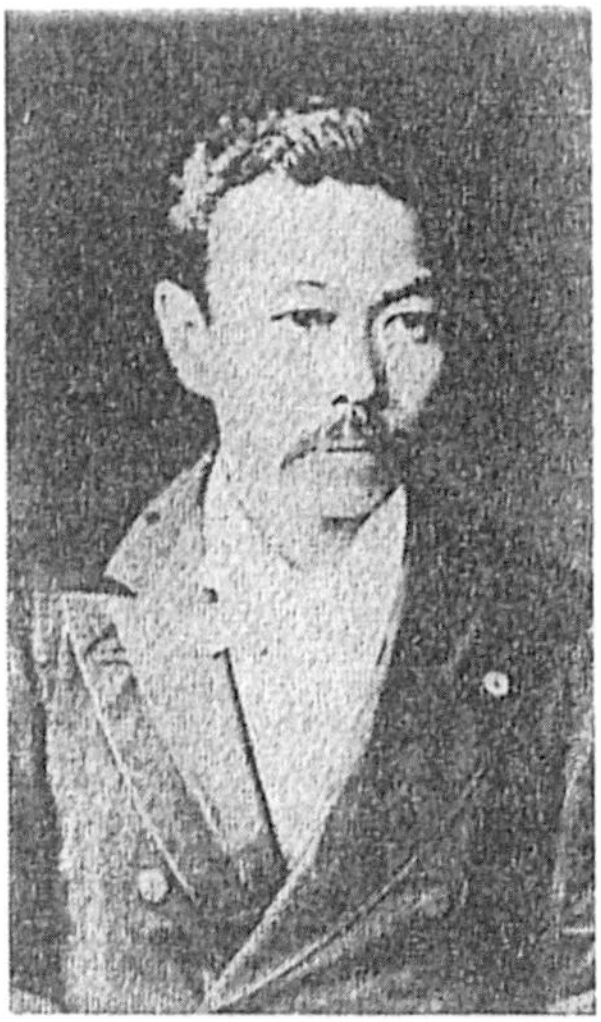

池田謙斎

一行はサンフランシスコ、ニューヨークを経てユトレヒトにボードウィンを訪ねましたが不在で会えず、フランスから凱旋するドイツ兵たちと同じ汽車に乗り、明治四年（一八七一年）一月二十八日にベルリンに到着しました。早速、佐藤、青木周蔵など十余名の留学生が宿舎に訪ねてきて、池田らはやっと安心できたのでした。

やがて長井長義もベルリンに到着し、それぞれの留学生活が始まるのですが、彼らがまだドイツ語の習得に励んでいると思われる頃に、廃藩が断行され、藩から派遣されていた留学生の留学費が新政府の負担となり、問題が浮上しました。留学生規則が定められてから弁務使の監督下に置かれ、留学生の適正化は岩倉使節団の使命の一つでもありました。鮫島少弁務使はパリに駐在していましたから、青木周蔵は北ドイツ連邦留学生総代を命じられて、鮫島との取次ぎを果たしていました。

青木は同藩の荒川邦蔵、長崎で旧知の山脇玄を口説いて、政法学に転じさせました。萩原三圭は基礎医学を学んだところで、東校雇いが決まったデーニッツを伴って帰国することになりました。

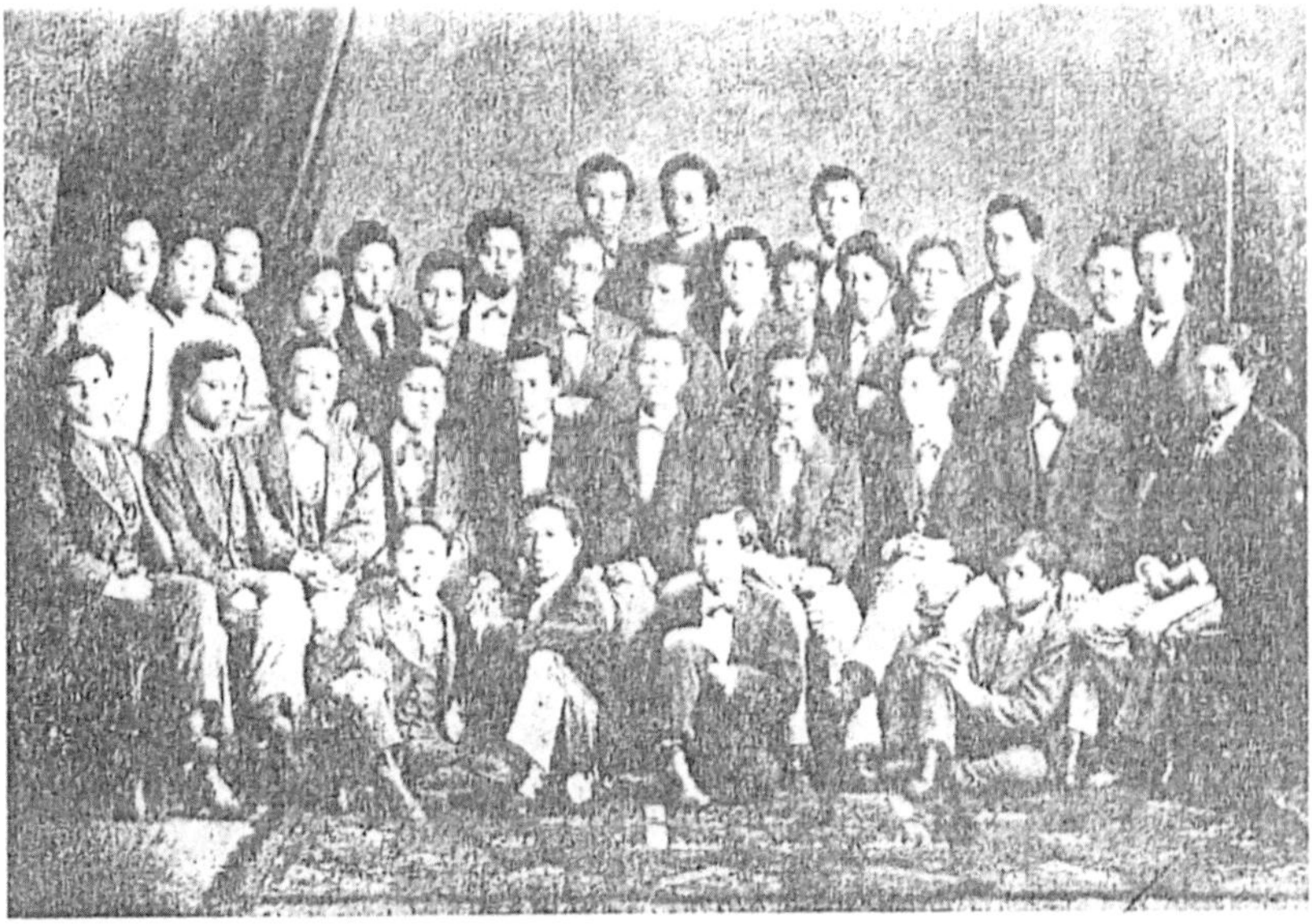

ベルリンの留学生達（明治五年頃、最前列左から二人目が萩原三圭）

留学生総引き揚げ伝達の命を受けた九鬼隆一は一時帰国するフルベッキとともに、明治六年（一八七三年）四月に日本を発ち、スエズ運河を通ってスイスで岩倉一行に追いつきました。九鬼は次のように語っています。

「……私の来た用向きを話すと、さうか、それは大変な事だ、何でも先頃中学生等の間で、頻りにナイン・デビルを殺せと云って演説をやる者などがあり、何の事か解らなかったが、これで解った、九鬼だからナイン・デビルに相違ない。然し今そんな事を云い出したら、如何なる事件を惹起するかも知れぬ。血気に逸ってはならぬと云って、岩倉公などは、涙を流して止められた。……」（『伊藤博文秘録』）

パリ、ロンドン、アメリカでは一騒動あったようですが、ベルリンでの九鬼は「文部省の帰朝命令を伝えに来ただけだ」と述べたようです。木戸孝允、田中不二麿、長与専斎それに青木周蔵らが話し合って、帰朝命令に対する方策が建ててあったものと思われます。

明治六年十二月二十五日、海外留学生全員に帰国命令が出されました。木脇　良と大石良乙は命令に従って即刻帰国しました。

大澤謙二は私費に切り替え、翌年に自然科学試験（テンターメン・フィジクム）に合格してから帰国しました。ハイデルベルグにいた赤星研造は五年八月から官費留学生になっていましたが、同年十一月に帰国し、大学の認定証を持っていなかったために、留学生規則の規定に従いミュラーらの帰国試験を受けさせられ、その成績まで公表されてしまいました。医学留学生で帰国試験を受けた者はほかにいないそうです。萩原、木脇、大石、やや遅れて赤星が東京医学校の教授に選任されました。官費留学生は官途に就く事が義務付けられていたのです。

赤星とともにオランダに渡った武谷椋山は、金沢病院に雇われたオランダ医スロイスの通訳として付き添い、明治三年に帰国していました。旧姓の原田に戻り、俊三と名を改め、スロイス帰国後は松本順の斡旋で軍医学校に勤めたりして、明治十一年に金沢で病死しています（武谷祐之『南柯一夢』）。

池田謙齋は陸軍の援助を受けて、ベルリン大学の正規の課程を修めて明治九年に帰国し、松本　順の口頭試問を受けて軍医監に補せられました。松本の甥に当たる佐藤　進、陸軍省から派遣された橋本綱常も相前後して帰国し、軍医監になっています。

医学から離れた荒川（福井県知事）、山脇（行政裁判所長官）、今井（東大教授・鉱山学）、北尾（東大教授・気象学）長井（東大教授・薬化学）などは私費に切り替えるか、旧藩の援助を受けてそのまま留学を続け、帰国後はそれぞれ官途に就きました。

将来を嘱望されていた相良元貞はベルリンで結核に感染し発病してしまいました。ライプティッヒに転地してベルツの診療を受け、いったん軽快し明治八年五月に帰国出来たものの再起はかないませんでした。ほかにも大石良乙と尾崎平八郎が、さらに佐賀藩から派遣されていた吉武桂仙が結核に侵されて帰国しほどなくして病死しています。池田謙斎は南国からの留学生は肺病に罹りやすかったと述懐しています。結核感染の悲劇はさらに続くことになります。

第十四話　東台営繕（東京医学校の上野移転計画）

上野公園の由来について寛永寺の現執事長は、次のように書かれています（浦井正明著『上野寛永寺将軍家の葬儀』吉川弘文館、平成十九年）。

「上野の山とその周辺地のすべてを寛永寺から没収した新政府が最初に考えたこの土地の利用方法は、ここに病院を造ることであった。それは西欧の近代医学を導入した病院を造るという案で、欧米に対し、日本の近代化を示すにはきわめて有効な方法だと考えたのである。

しかしこの案は、たまたま幕末から来日していたオランダの軍医ボードウィンの提言が切っ掛けとなって、紆余曲折の上、結局は中止されてしまったのである。

一方、それとは別に、当時の各省間での上野の山の分取り合戦は熾烈をきわめていた。この争奪戦を細かく見ていくと、まさに百鬼夜行とでもいうべきどろどろしたものを感じさせるが、今ここではその概略に触れるだけにとどめておこう。

まず、ボードウィンの提言のあった明治三年（一八七〇）には、早くも民部省が営繕用の用材を得るために、山内全域の目通り三尺以上の樹木の伐採を申し出ている。しかし、さすがにこれには、当時政府から上野の山の管理を一任されていた東京府（大久保一翁知事）がただちに拒否の回答をしている。

他にも不忍池の開発なども上提されてくるのだが、府は毅然としてこれらを拒否している。

さらにその後、兵部省〔陸軍省〕が、今の中央噴水の地〔旧根本中堂跡〕を中心に使用権を得、そこに兵士〔軍人〕用の墓地と病院〔後の陸軍病院〕を建設したいと申請してきた。

また、文部省は今の東京国立博物館の地〔旧寛永寺本坊跡〕を中心に、医学校〔後の東大医学部〕と病院を建てる案を提出してきたのである。この両件は東京府の抵抗にあって裁可がおりず、検討中との取扱いとなっていた。

そんな折柄、明治六年〔一八七三〕の正月十五日付で、太政官〔正院〕から公園設置に関する布達が出されたのである。

結論だけをいえば、東京府はこれに応じて、その年のうちに、芝・上野・飛鳥山・浅草・富岡八幡社の五ヵ所を府内における公園予定地として申請し、明治政府もこれに同意したのである」

ボードウィン建言の経緯は、視察に同行した石黒忠悳の証言に基づくと思われますが、その時の情況を、石黒はさまざまに語り伝えています。

「……処が其中ボードインと共に相良、司馬の両君と余と四人で、上野を散歩した折、ボードインは頻りに上野の地を賞賛して止まぬので、余等は此土地は政府が吾々の意見を容れ、吾々は遠からず茲に医学校を建てる積りであると図面を出し、雛形を示して誇り顔に話した処、豈図らんやボードインはとんだ異論をさしはさんで、かかる幽邃《ゆうすい》（静かで奥深い意）なる土地を潰して、此に学校や病院を建てるという事は全然反対である。その理由は、東京の如き大都会には立派なる公園が必要である。都会で公園のない処は総て人工を以て樹を植えて造るという次第であるのに、今この幽邃なる大木のある自然の公園の樹木を切り倒して潰してしまうことは実に思議すべからざることであるという事で、それから寒松院という寺で休んだ時も、矢張反対論を主張して居る。その後、ボードインから是非来てくれというので築地のホテル迄行くと、今度は反対論許りでなく、将来是非共公園が必要である。此東京に於いてあの上野の幽邃な地を学校の為に潰したならば、後日に至りて再び取り返すべからざる失態を来すに相違ないと思ったので、吾輩は書面を書いて既にオランダ公使の手を経て君の方の政府に忠告したという話であった。段々話が密になって全く相良君も遂にボードインに説破せられてしまった。上野が今日立派な公園になって、鬱蒼たる古木を保存しているのは全くボードインが建白の功能で、ボードインの銅像でも建てて置くべきであると思う。が然しボードインの銅像を建てて其の事を永遠に伝えたならば相良君を始め吾々の馬鹿サ加減も永遠に伝わるから、此銅像建設にはウカと賛成は出来ぬ」（『東京帝国大学五十年史』）

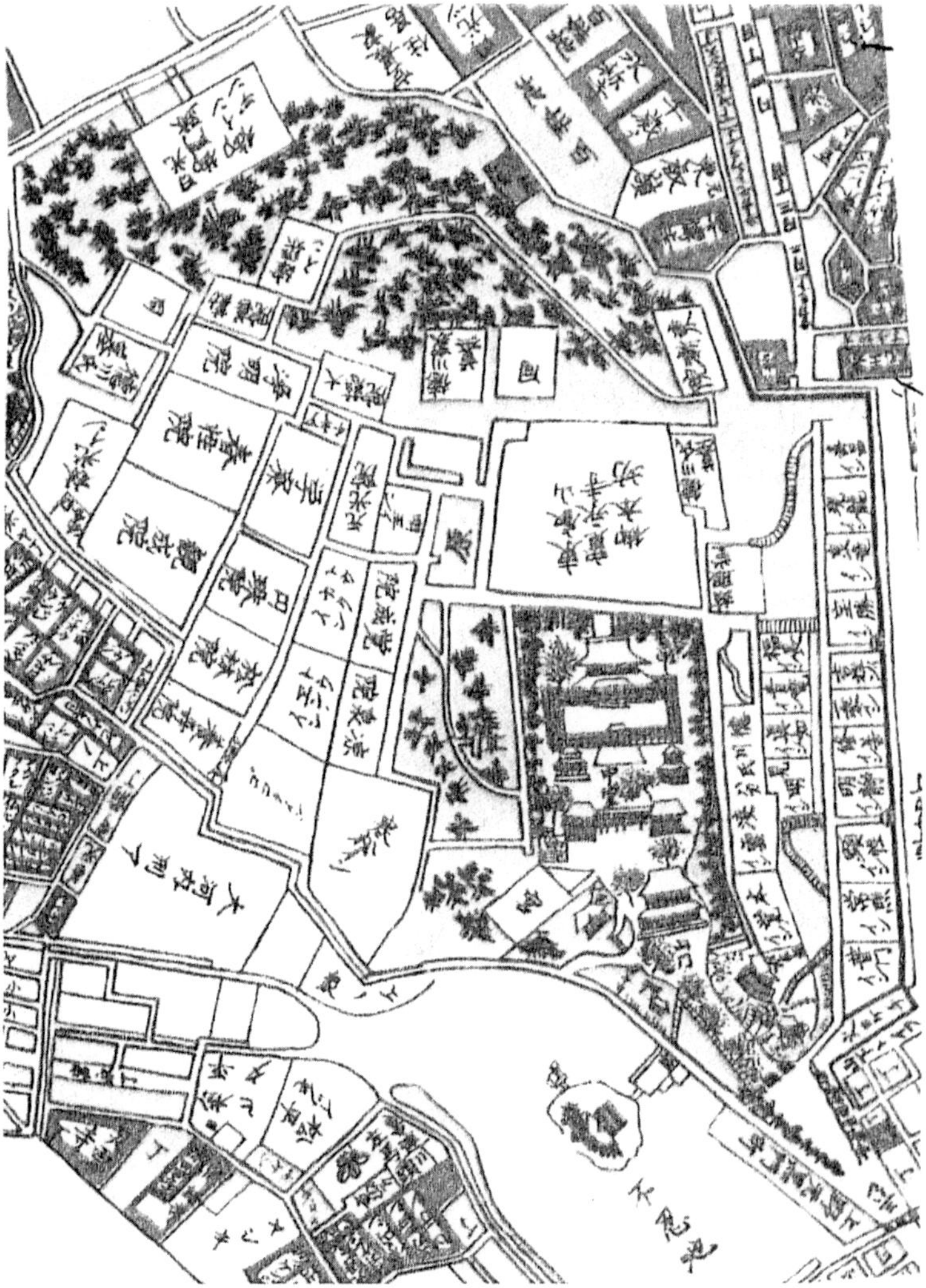

焼失以前の上野山内

「ボードイン氏と司馬盈之《みつゆき》（凌海）氏と私と三人で上野に行きました。……上野公園にはボードインの銅像を建ててこのことを後世に伝えたいと思います」（『石黒忠悳　懐旧九十年』、ここでは相良の同行は無かったことになっています）

「蘭医ボードインが帰国の途次上京した時に、私は得意でこの上野へ同伴して、大医学校大病院の配置図を出して見せたところ、同君はその時なんともいわずにおられたが、直ちに時の太政大臣三条公に手紙を送って……」（同好史談会編『史話明治初年』）

石黒は明治四年六月十日、医学教育に関する伺書を弁官宛に提出しているのですが、次のような件《くだり》があります。

「……今日に至る迄教師は来着つかまつらず、東台営繕は相成らず……」

ここに言う「東台営繕」は大学東校の上野移転新築を指すものと考えられます。そうすると相良への申渡状に述べられていた「英和辞書買入の節、別金備え置き、営繕御入費の多足にも致し度しと、とても不筋の取り計らいを以て餘金取設け置き」が、上野に医学校を新築する際の不足費捻出の意であったのではないかと推測されるのです。

佐賀藩前藩主・鍋島直正（一八〇八～七〇年、斉正、隠居して閑叟）は第十一代将軍・家斉の娘盛姫と結婚し、幕末の藩財政を立て直すとともに、種痘法、大砲鋳造などを奨励して成功させた蘭癖大名の一人でした。維新に際しては勤王か佐幕かの態度を決めかねた閑叟のために佐賀藩は、薩長土・三藩に遅れをとったとされています。

慶応四年、心に決するところがあったのでしょう、閑叟は家斉に因んだ名の斉正を直正に変えました。年来病気がちで、アメリカ彦蔵の紹介で海軍医ボイヤーの診察を受けたことがありました。脈拍数が三十七であることに驚いたボイヤーが付き人に伝えると、付き人は「三十七は公の常脈なり」と答えました。新政府では議定、大納言、上院議長、北海道開拓長官などを務めて重きをなしましたが、明治三年十月頃よりさらに体調を崩し、十一月には参朝もできない状態に至りました。

かつて身近に仕えていた相良知安が寛永寺の跡に医学校・病院を建てようとして、政府の許可が下りぬうちに寛永寺側との合意で、徳川家の墓地を移転しようと計画していることを知った時、閑叟は激怒したでしょう。岳父・家斉は増上寺ではなく寛永寺に葬られていました。

ここからは全くの推測になりますが、当時佐幕と取られかねない言動は憚られたでしょうから、侍医の古川与一（松根）に命じてその意趣を、内々に岩倉具視に伝えさせたのではないかと思われます。岩倉はその意を汲んで相良を拘束し、東台営繕を中止に追い込む手段を選んだのでしょう。

同じ頃、福沢諭吉は慶応義塾を三田の旧島原藩邸に移そうとしていましたが、なかなか埒があかないので、岩倉を訪ねて斡旋を依頼しました。忽ち確約を得て、「……就ては岩様の御声掛り、猛虎一声衆議忽可決と申事に御座候」と知人に書き送っています。

拘束後、相良は何の審議も行なわれぬまま、弾正台に留められ、司法省に移って拘束され、岩倉使節団の渡欧直前に一年半の禁錮刑に処せられたわけです。

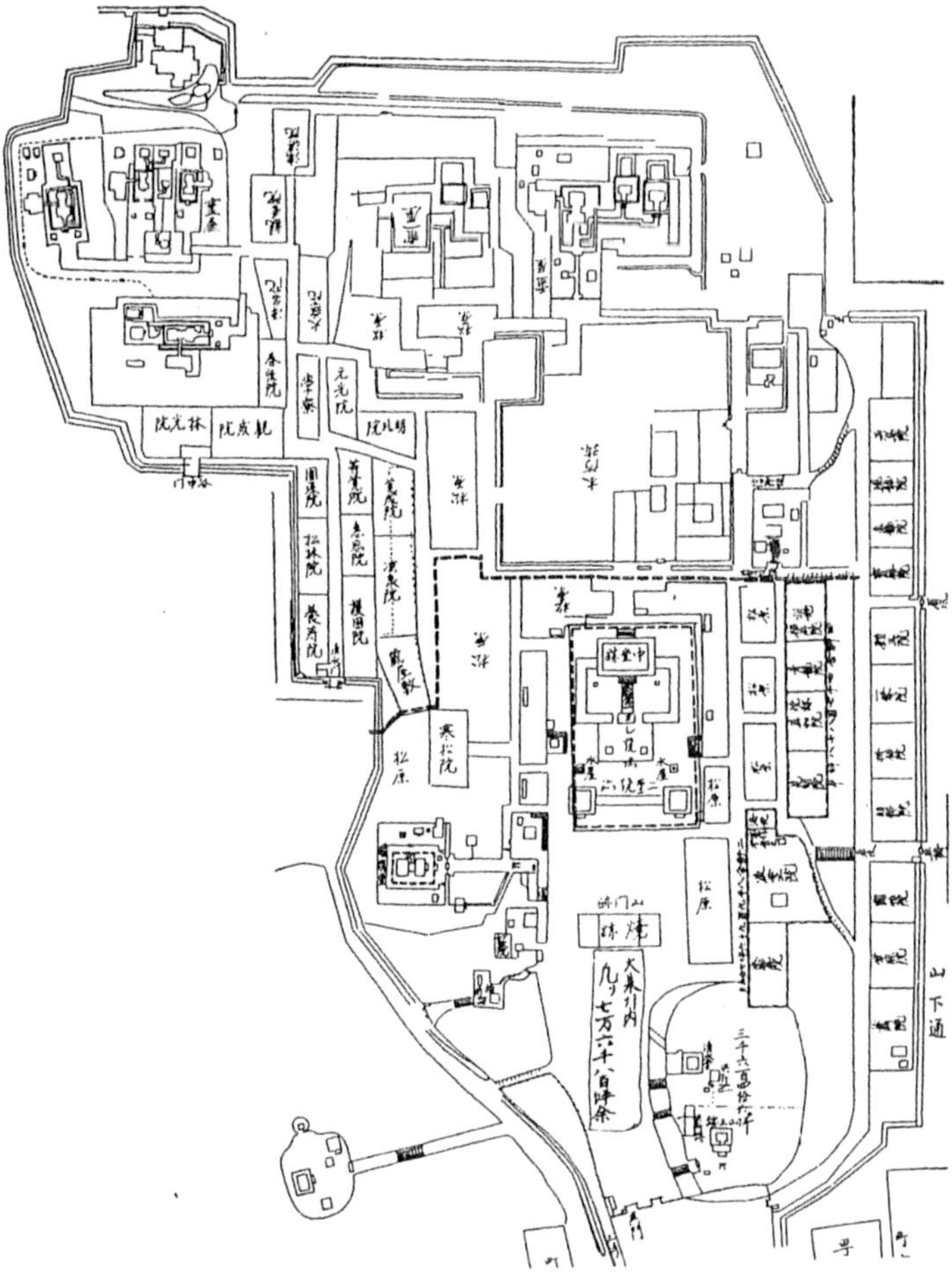

東京医学校の上野移転計画図（点線以内が建設予定地）

相良と同じ佐賀藩出身の江藤新平は事情を知ってか知らずか、司法卿になると、刑期を一年も残した相良を赦免してしまいます。明治五年（一八七二年）十月、佐藤尚中が医学校長を辞任すると、大木文部卿は相良を医学校長に任命します。早速、相良はミュラーらの賛同を得て医学校の建築にとりかかりました。翌年三月十九日には本省出仕兼築造局長を拝命しています。文部省は旧寛永寺本坊跡（現在の東京国立博物館）を中心に医学校・病院の建設案を申請したと言われています。これに対して、兵部省は旧根本中堂跡（現在の中央噴水の地）の所有権を獲得し、軍事病院と軍人墓地の建設を願い出ました。

大久保大蔵卿は外遊中の懸案処理を大隈重信に託していましたが、政府は明治六年三月二十七日、目的を告げることなく、文部省並びに陸軍省用地を政府に返還するように命じ、東京府の管理下に置きました。東京府は上野山内を公園地に指定し、病院や学校の建設を封じました。大久保たちは、上野で内国博覧会を開催し、いずれ博物館を建設しようと計画していたのでした。大久保は五月二十六日に帰朝しましたが、相良は六月十三日に築造局長と医務局長を罷免されてしまいました。

この頃のことを相良は前掲文書に以下のように述べています。

「普医を賛成し上野の地を復し学校病院を建てんとす。時に征韓論破れて内閣変動し木戸公文部卿となり、東校費を十四万円に定限し、後亦大久保公上野の地を揚んと欲す。此時に文部の力点は南校を載点とし、東校を障点に置くの傾きあるが如し。……」

なお、閑叟の葬儀後、侍医の古川与一が殉死していること、医学校と陸軍が上野の地を争っていた明治五・六年の頃、石黒は陸軍軍医寮の実務担当者であったこと、医学校の建設予定地が本坊跡、陸軍の獲得地が根本中堂跡と記述されていますが、『東京大学医学部百年史』に記載されている医学校の建築計画図には根本中堂辺り（竹の台）に医学校の建築予定区画が図示されていることを付記しておきます。

第十五話　長崎医学校の興廃

大隈重信（一八三八〜一九二二年、八太郎、総理大臣）は相良知安について次のように語っています。

「……相良某はかつてドクトルボードウィンについて医術を学び、卒業後引き抜かれて侍医となったが、その時勢に対する考え方はわたし達と同じであったから、お互いに度々往き来して談じ合ったものである。彼は医学界に最も功労のあった人で、今の橋本（綱常、左内の弟）、池田（謙斎）などが長崎に留学した時は医学校の教頭であったのである。わが帝国で医学をオランダ風からドイツ主義に変えたのは全く相良の力によるもので、長崎の医学校は彼の建議に基づいて設立されたものである。彼が君の側に侍っていたから、そのため度々佐賀との間を往き来したので、その都度わたし達の意志を（鍋島）閑叟に伝え、また閑叟の意思をわたし達に伝える仲だちとなった。ただ閑叟も年をとって老いたから、何事も保守的になり、医師が国事に奔走するのを好まず、彼にはその業務だけに従事するように諭し、その上副島、大隈らの一派と事を共にしてはならないと告げたと云う。閑叟がこう云ったのは、必ずしもわたし達の行ないを咎めたからではなく、また反対の意見を抱くものを禁圧しようと思ったからでもない。故にわたし達に対しては一言も戒めるところなく、するがままに委せて少しも顧みるところがなかった。

その後相良は志が世の中と違うものがあったのか、医術で世を渡るのを止め、今は東京に居て、殆ど隠居同然に月日を送っている。その上彼は支那古代の学問で月日を費やさんとして、しきりに副島らと往復していると聞いている。むかし彼の門下となって勉強した橋本、池田らは彼のために心配し、貴族院議員に勅任されるように計ったが、当局者の中には彼のことを知るものが少なく、そのためにこの事を果たすことができなかったという」（圓城寺　清著『大隈伯昔日譚』冨山房、昭和十三年）

明治二十八年の口述筆記で、初版は同年に刊行されています。因みに、明治二十二年十月十八日、外務大臣であった大隈は条約改正に反対する凶徒に爆弾を投じられ、右足を切断しています。その時、応急に切断術を行なったのは佐藤　進軍医監で、ベルツが麻酔を掛け、橋本綱常、池田謙斎、高木兼寛らが側にいて介助しました（佐藤　進本人の談話）。

橋本や池田が長崎に留学した時、相良が教頭であったというのは大隈が当人たちから聞いた話と思われますが、その確証は得られません。長崎の医学校が相良の建議に基づいて設立されたと言うのも、ほかには見られない話ですが、相良が閑叟を通して幕府精得館の存続を新政府に建議したということはあり得る話でしょう。

長崎医学校の存続に実際に関わって功績を残した長与専斎は、前述したように、大学東校の責任者となることを新政府から要請されましたが、「松本　順、佐藤尚中両老と少壮才学の人たちに挟まっては身動きもできない」として固辞し、文部省にも東校にも顔を出すことなく、旧知を訪ねたりしていました。ところが四方山話の合間に岩倉使節団のことを耳にし、突然思い至るところあり、直ちに井上馨邸に行くと、面会を待っている先客がいました。それは長崎で知り合った芳川顕正でした。芳川が「何の用で来たのか」と不審げに問うので、長与が同じ問いを返すと、「大使随行の志願ではないのか」と切り返されました。長与は、自らの置かれている立場を訴え、今回は譲ってくれないかと芳川に懇願しました。

二人で井上に会い、井上の勧めで、伊藤博文を、さらに木戸孝允、大木喬任、田中不二磨と駆けずり回り、長与は文部省派遣の理事官・田中不二磨に随行する許可を得たのでした。長与は、その時のことを「天にも昇る心地してその愉快譬うるにものなかりき」と前掲自著で述懐しています。

長与が医学教育制度を調査し、社会医学に関する見聞を広めて帰朝したのは、明治六年三月九日でした。長与は帰朝後直ちに医務局長に就任したと述べていますが、六月十三日に相良が医務局長を罷免されたあとを引き継いだものと思われます。

明治六年四月十九日に大木喬任が参議に昇任し、文部卿不在のまま、三等出仕の田中不二磨が省務を代行することになり、帰朝した文部官僚たちは、鋭意省内の刷新を図りました。九鬼の帰朝を待って、同年十二月二十五日に海外留学生全員に帰国命令が出され、翌明治七年五月七日、「第一大学区」、「第六大学区」医学校をそれぞれ「東京医学校」と「長崎医学校」に改称しました。同年八月十八日、医学校に関する規定も含む「医制」を公布、東京、京都、大阪の三府に達せられました。

『長谷川　泰先生小伝』に次の記載があります。

「されば明治七年八月長谷川先生が長崎医学校長に任ぜられた事は外面的に見れば明らかに栄転であるが、事実は決して然るあらず。

当時恰《あたか》も征台の役酣《たけなわ》なる時で廟義はひそかに長崎医学校を廃して戦時病院に充つる事に内定して居た故に、先生を校長に任じたのは全く相良の爪牙をもぎとる目的と、これを医学の教育界から放逐せんとする策謀である事は明白で先生には実にお気の毒千万な次第であった。

……先生の官歴を見ると

明治七年八月二十七日、長崎医学校長被仰付

同　十月　十九日、免出仕（但位記返上）

とある……」

何かと口うるさい長谷川　泰副校長を遠ざけた上で、明治七年（一八七四年）九月三十日、東京医学校長相良知安はじめ島村鼎、石井信義、坪井為春などを罷免しました。長与は、いずれも交友のある人たちなので、心にかかっていましたが、意外にも医学校長の後任が長与に回ってきました。長与は「衛生方面に尽くしたい所存だ」と固辞しましたが、木戸孝允や田中不二麿に慫慂《しょうよう》され、渡欧の際の経緯もあって引き受けることにしました。

一方、赴任して二ヵ月足らずで廃校になった長崎医学校校長・長谷川　泰は、離任するに当たって、同校の所有する器具、器械、図書、現金等の財産をすべて東京医学校に送ってしまいました。幕府時代に誂えた備品の中には他校の垂涎措かざるものもあったようです。

これに対して、文部省は長崎医学校を東京医学校に合併することにし、一部の生徒（山根正次など）を東京医学校に引き取っています。

明治五年（一八七二年）二月十一日に文部省に置かれた医務課は、翌六年三月に医務局に昇格し、同年十一月十日に内務省が設置されたのち、八年六月に文部省から内務省に移って第七局となり、さらに九年一月衛生局と改称されました。「衛生」なる語は、『荘子』の「庚桑楚篇」にあったことを長与が思いついて使い始めたもので、すでに明治七年八月十八日布達「医制」において地方の保健担当部署として「衛生局」が登場しています。長与は文部省医務局時代を含めると十八年もの間、局長を勤めて(「衛生局」を長与に長く与ふと言われました)、長崎医学校からドイツに派遣された荒川邦蔵に後を譲りました。長崎医学校校長を辞めてから私立済生学舎を開いた長谷川　泰ものちに衛生局長を勤めています。

終章　ドイツ医学の採用からその定着まで

ウィリスが横浜を離れた翌日の明治二年十二月八日に大学から弁官に宛て、以下の上申書が出されました。

「今般英医ウィリス御暇被下置候ニ付テハ急ニプロイセン国ヨリ盛学ノ医官二人英語ヲ以教授イタシ候者、来年ヨリ向六ヶ年御徴被下度、右ハ医生英語ニ達候故、必英語ニテ教授可致呉様最初ヨリ御定約有之度候事」

新政府はそれを受けて、プロシャ代理公使フォン・ブラントに宛てて、二名の医学教師と一名のドイツ語教師の派遣を斡旋して欲しいと要請しました。澤　宣嘉外務卿、松平大学別当、寺島外務大輔からの依頼書簡（二月十四、五日付）に対して、ブラントは、教師派遣は「拙者本懐に付き、わが政府に申し立てるべく候」と返信しましたが、「本懐」とは前述した幕府との条約締結を踏まえてのことと思われます。

旧幕府とボードウィンの交わした契約はボードウィン個人とでした。プロシャと幕府との契約は国家間で交わされたものです。フォン・ブラントは当然ながら新政府に契約の履行を申し出ていたはずで、それが受け入れられたので「本懐」と述べたのでしょう。パークスもその件を承知していたから、ウィリスの代人をイギリスから送り込むことに消極的だったのだと思われます。プロシャ医学採用を外交問題として捉える視点も必要ではないでしょうか。

当時、すでに日本から三人の医学生がベルリンに留学していました。大学からの上申にあった英語で教育して欲しいという要望は条約書に盛られませんでしたが、当然のことでしょう。また、当初の六年契約は三年に短縮されていました。

以下に両者で取り交わされた条約書の概要を示します。

一　医者二人を三年間雇用する

一　月給は第一等の医者、一ヵ月洋銀六百枚、第二等の医者、三百枚

一　相応の住宅を渡す

一　渡航費用として洋銀一千枚ずつを渡す、帰国時も同様

一　支度金として第一等に洋銀一千枚、第二等に六百枚渡す

一　第一等の医者は医学校教師頭取となる
一　学制規則は大丞大博士へ申談し、別当が調印の上実施する

なお、澤外務卿らからの書簡には以上の条約に加えて、「日本の医者は決して両人の上に立たない、席は別当の次」「日本到着後、両人とも日本帝の侍医となる、少なくとも一人は必ずその命を受ける」の二項が加わっています。

それに対するブラントの返信には「給与はメキシコ洋銀で支払われるべきこと」「第一等医者は貴国でお雇いになった外国教師や士官の支配を受けないこと」などと述べられていました。外国教師とはフルベッキなどを、士官とは相良らの役人を指すと思われます。ブラントはウィリスが排斥された情況を聞き知っていたとも推察されます。

これらの往復書簡は、内務省衛生局編『医制五十年史』に記載されているのですが、「天皇の侍医」の件がここで持ち出されたことにいささか引っかかります。D・B・シモンズ採用の一件と平行して進められていたこの時期にです。「フォン・ブラント宛に出す書簡に賛同するなら花押を欲しい」と、澤外務卿から松平春嶽大学別当に宛てた書簡もありますから、この「天皇の侍医」の件は外

務省主導で進められたと考えられます。澤と寺島の二人が関わったことは間違いありません。澤の後ろには七卿の同志三条実美が、寺島の後ろには大久保利通がいました。D・B・シモンズを外すために、澤――三条ラインが「天皇の侍医」を持ち出したのではないかと私はにらんでいます。

石黒はドイツ医学採用に関して次のように語っています。

「當時當路の有司中、第一番に私共の味方になって呉れられたのは、副島種臣伯でありました。同伯は国体の上からして、米国の如き民主国は全然我国と相容れないものであるという観念を抱かれ、従って一般文化も米国に採る事は反対で、万事は立憲君主国たるドイツに倣うがよいという強硬な主張を持って居られたようであったので、私は一日伯を訪い、この際、わが医学発展に関しては是非ともドイツ医学を採用するようご尽力をお願いしたいと請い援助を得ることとなりました」

アメリカと言えば、シモンズの件が絡んでいると考えられます。副島は要路の保守派でした。相良は閑叟から副島たちとの接触を禁じられていたために、石黒を遣わしたのでしょう。

また、石黒はウィリスについてこう述べています。

「教師をドイツから聘するには、是に先立って英国人ウリースを解雇しなければなりません。併し之は従来の行掛りもあり、又擁護者もあるので大いに困難な問題です。……どんな風にして之を罷めさせたものかと思案に余っていますと、幸いにも其処へ一人の救済者が現れました。それが彼《か》の西郷隆盛です」

寺島―大久保―西郷ラインがウィリスを引き取ったのに異議は無いと思いますが、それがいつ頃なのかについては異論がありましょう。私は相良兄弟らによるウィリスの排斥以前から行われていたと見ています。相良らと大久保らとの間に思惑の違いはあったでしょうが、イギリスにほしいままにされることに一抹の懸念を抱いていたことは、西郷の書簡からも相良の片言隻句からも伺えるところです。

フォン・ブラントからプロシャ人教師招聘と、留学生受け入れを持ちかけられた時、新政府は医学領域に絞ってプロシャとの交流を決めたのではないでしょうか。それには長州藩の青木周蔵、土佐藩の萩原三圭が医学修業のため、すでにベルリンに旅立っていたことも、大きく働いたものと思われます。

薩摩藩はウィリスを引き取ることで、その役割分担を果たしました。さらに英米派の有力藩である佐賀藩と越前藩を取り込むために、それぞれの藩から相良知安と岩佐　純を医道取調べ掛に任用して万全を期したのではないでしょうか。ドイツ医学採用をめぐって生じた破綻の責任は相良が一身にかぶり、その代償としてドイツ医学導入の名誉が彼に与えられたと見ることができます。

次に『医制五十年史』の記述を引用します。

「……相良知安の意見として伝うる所によれば、医学をドイツ学になしたるは固より時の政府当事者の意思に出でたるものにて左の理由による。

第一～第五（略）。

第六、……仏方の（この時蘭は仏に傾く）奢侈は未だ国富に適せず故に独に従えり。

第七、此時蘭は已に国勢弱くして直に独仏の書を読んで翻訳せり、英は国人を侮り、米は新国にして医余り無し、独は国体やや吾に似て且つこの時未だ亜細亜に馴れず、……敢えて独を採れり」

最後にフルベッキ（一八三〇～九八年）が、岩倉使節団の派遣に先立って、岩倉に示した草案の一部を引いておきます。

一、日本の法律、特に民法、商法、刑法の如きは西欧諸国の法律とは、あまりに異なっているので、それらの諸国民やその財産を、日本の法律に従わしめることは出来ないので、むしろ日本の法律そのものを西欧諸国の法律の標準に近づくような方法によって改正すべきである。

一、日本政府は外国人に対し、帝国内いずれの地域にも旅行し、交通し、居住する権利を与うべきである。こうした権利は既に、日本から欧米諸國に旅行する旅行者に与えられている。

一、西欧の宗教に対する昔からの禁令の高札は撤廃さるべきであり、従って日本人の信徒等が、平和を守り、公然たる罪を犯さない限り、その信仰の為に彼らを迫害したり、死刑に処するようなことをしてはならない。　以下略

さらに、「信教の自由に関する覚書」も付し、極端な保守派（攘夷家）も使節団に加えるように提言しています。

先にも述べましたように、明治六年の二月にはキリシタン禁令の高札が岩倉の指示により撤廃されました。この点で、フルベッキの意図は達成されたと見ていいでしょう。フルベッキがD・B・シモン

ズを大学東校に推薦したのは、信教の自由の突破口を開こうとしたもので、彼の宣教師としての使命によると思われます。

岩倉らは一年半に及ぶ米欧回覧によって、新井白石がシドッチから得た感触、布教と侵略は一体ではないことを学んだのでした。

明治五年十一月、ニーウェルト（製薬学）、同六年三月、コッヒウス（理化学）、ヒルゲンドルフ（数学、博物学）、フンク（ドイツ学ラテン学）の三名が、同六月には、デーニッツ（解剖学）が萩原に案内されて来日しました。

明治七年八月布達の「医制」において、履修すべき「予科科目」として「独逸語学」が規定されました。この時点で、官学においてはドイツ医学が定着したといえるのではないでしょうか。

その後、文部省では田中不二麿、九鬼隆一などの英米派が実権を握り、福沢諭吉が相談役に任じ、「文部省は竹橋にあるが、文部卿は三田にいる」などと陰口をたたかれたりしていましたが、ドイツ帰りの長与専斎（適塾で福沢の後輩）が衛生局長におさまり、明治十年（一八七七年）に創設された東京大学医学部の初代綜理にドイツ留学を果たしたドクトル池田謙斎が就任し、長与が綜理心得を兼ね、ドイツ医学教育体制が確立しました。なお、東京大学の法・理・文三学部の綜理は本邦ドイツ学の草分けでもあった加藤弘之でした。

おわりに

幕末の諸藩にとって的確な情報の収集は死活問題でありました。内外の情報が行き交う長崎は特に重要な地であったでしょう。徳島藩の長井長義は藩命を受けて長崎に医学修業にやってきますが、藩への情報提供役も帯びていたでしょう。その日録には父親宛の書簡であるように見なせる記載が多々見られます。肉親宛の書簡に情報を認めて、藩上層部に伝えることは往時の常套手段でした。

若いころの九鬼隆一も、自らその役を買って出た一人で、英語派であった当時、ドイツ人の情報収集と排斥工作に一役演じたと得々と語っています。外交関係では通訳が主にその任に当たっていたようです。例えばウィリスの医学上の弟子で、日本語の教師役であった林朴庵が思い浮かびます。戸籍調査から鞠山（敦賀）藩の出身であることまで判っていますが、どこで誰から英語を身に着け、どうした経緯でウィリスの付け人になったかは皆目わかりません。アーネスト・サトウはキューパー提督の通訳として下関に派遣されますが、自分の日本語教師役の中沢が幕府によって離されてしまったためにウィリスから朴庵を借り受けて出発いたします。サトウは日本語の会話は十分にできるのですが、文字の解読には日本人の手を借りなければなりませんでした。サトウの日記には朴庵は中沢には劣るが、十分その役を果たしたと述べられています。下関の談判のあと横浜で幕閣との条約締結に移るわけですが、それに主として当たったのが鞠山藩主、若年寄で外国係を任された酒井忠毗でした。鞠山藩（1万石）の本藩である小浜藩（10万3千石）が佐幕を貫いたのに対して、鞠山藩が早々と倒幕に与したのは情勢を的確に把握していたからではないでしょうか。鞠山藩では医学所を作り、ウィリスを教師に招く計画もありました（『敦賀医学史考』）。山内容堂公も実はウィリスを土佐藩に呼ぼうとしていたと思えなくもない節があり、薩摩藩の強引なウィリス招聘策が、ウィリスを他藩に持って行かれないための苦肉の策であった可能性が出てきます。朝廷内にあった、大久保、寺島、川村らは、自分たちの立場を考慮し沈黙したので、やや遅れて浮上してきたドイツ医学採用案と結びつけて、ウイリスを巡る相良伝説が生まれたのではないでしょうか。

引用参考文献

序章ならびに各章にわたるもの
岩波書店編集部編『近代日本総合年表』岩波書店　昭和四十三年
人文社編集部編『江戸から東京へ　明治の東京』人文社　平成八年
松田　武「公文書に現れる明治初年の医事関係資料―『太政類典』を中心に」医学史研究　第五六号　第五七号　昭和五十七、八年
大久保利謙編「明治初年医史料」日本医史学雑誌　昭和十八年　思文閣出版　昭和五十四年復刻
金杉英五郎編『医制五十年史』内務省衛生局　大正十四年
厚生省医務局編『医制百年史（資料編）』ぎょうせい　昭和五十一年
国民教育奨励会編纂『教育五十年史』民友社　大正十一年
文部省編『学制百年史（資料編）』ぎょうせい　昭和四十七年
東京帝国大学編『東京帝国大学五十年史　上冊』東京帝国大学　昭和七年
東京大学医学部百年史編集委員会編『東京大学医学部百年史』東京大学医学部創立百年記念会　昭和四十二

年
東京大学百年史編集委員会『東京大学百年史　通史一』東京大学　昭和五十九年
『同　　部局史二』　昭利六十二年
長崎大学医学部編『長崎医学百年史』長崎大学医学部　昭和三十六年
宮内庁編『明治天皇紀　第一、第二、第三』吉川弘文館　昭和四十三、四年
妻木忠太編『木戸孝允日記　第一～第三　木戸侯爵家蔵版』日本史籍協会　昭利七、八年
日本史籍協会編『木戸孝允文書　一～八』東京大学出版会　復刻再刊　平成十五年
木戸孝允関係文書研究会編『木戸孝允関係文書　一～四』東京大学出版会　平成十七～二十一年
近藤修之助、早見純一『明治医家列伝』誠之堂　明治二十五年
橘　輝政『日本医学先人伝』医事薬業新報社　昭和四十四年
緒方富雄『緒方洪庵伝第二版増補版』岩波書店　昭和五十二年
国公立所蔵史料刊行会編『本に見る日本近世医学史―日本医学の夜明け―』日本世論調査研究所　昭和五十三年
宗田　一、蒲原　宏、長谷川洋治、石田純郎『医学近代化と来日外国人』世界保健通信社　昭和六十三年
J・Z・バワース著　金久卓也、鹿島友義訳『日本における西洋医学の先駆者たち』第二版慶応義塾大学出

版会　平成十五年
神谷昭典『日本近代医学のあけぼの―維新政権と医学教育―』医療図書出版社　昭和五十四年
吉良枝郎『幕末から廃藩置県までの西洋医学』築地書館　平成十七年
石黒忠悳述　薄田貞敬編『石黒忠悳　懐旧九十年』博文館　昭和十一年
ケンペル著　斉藤　信訳『江戸参府旅行日記』東洋文庫　平凡社　昭和五十二年
小川鼎三、酒井シズ校注『松本順自伝・長与専斎自伝』東洋文庫　平凡社　昭和五十五年
鹿子木敏範『落葉集〈1〉癒しと時代のこころ』医療法人桜が丘病院　平成十一年
田丸徳善、村岡空、宮田登編『近代日本宗教史資料』佼成出版社　昭和四十八年
大久保利謙『日本の大学』創元社　昭和十八年
小川鼎三『医学の歴史』中公新書　昭和三十九年
杉田玄白著　緒方富雄訳『蘭学事始』築地書店　昭和十六年
笠原　浩『入れ歯の文化史　最古の「人工臓器」』文春新書　平成十二年
J・トールワルド著　大野和基訳『外科の夜明け　防腐法―絶対死からの解放』小学館　平成七年
山崎　佐『医事談叢』日本臨床社　昭和二十三年
クロード・ダレーヌ著　小林武夫・川村よし子訳『外科学の歴史』文庫クセジュ　白水社　昭和六十三年

萩原延壽『遠い崖　一〜十四』朝日文庫　平成十九、二十年
アーネスト・サトウ『一外交官の見た明治維新（上、下）』岩波文庫　昭和三十五年
一坂太郎『幕末歴史散歩　東京編、京阪神編』中公新書　平成十六、十七年
ヒュー・コータッツィ著　中須賀哲朗訳『ある英人医師の幕末維新　W・ウィリスの生涯』中央公論社　昭和六十年
石黒敬章『幕末明治の肖像写真』角川学芸出版　平成二十一年

第一章

堀憲昭編『旅する長崎学　5、7、9』長崎文献社　平成十八、十九、二十年
日独文化協会訳『第一回独逸遣日使節　日本滞在記』日独文化協会　昭和十五年
A・ジーボルト著　斉藤　信訳『ジーボルト最後の日本旅行』東洋文庫　平凡社　昭和五十六年
吉村　昭『歴史の影絵』、『史実を歩く』文春文庫　平成十五年、二十年
ポンペ著　沼田次郎、荒瀬　進訳『日本滞在見聞記』雄松堂　昭和四十三年
芝　哲夫『オランダ人の見た・明治の日本—化学者ハラタマ書簡集』菜根出版　平成五年
A・ボードウァン著　フォス美弥子訳『オランダ領事の幕末維新　長崎出島からの手紙』新人物往来社　昭

和六十二年
金尾清造『長井長義伝』日本薬学会　昭和三十五年
古西義麿「幕末における第二回オランダ留学生」有坂隆道編『日本洋学史の研究Ⅷ』創元社　昭利六十二年
宮永　孝『幕府オランダ留学生』東京書籍　昭和五十七年
赤松範一編注『赤松則良半生談　幕末オランダ留学の記録―』東洋文庫　平凡社　昭和五十二年
花輪莞爾『坂本竜馬とその時代』新人物往来社　昭和六十二年
宮地佐一郎『坂本竜馬・海援隊誕生記』ＰＨＰ文庫　平成五年
片岡弥吉『浦上四番崩れ　明治政府のキリシタン弾圧』筑摩書房　昭和三十八年
福沢諭吉著　富田正文校訂『新訂福翁自伝』岩波文庫　昭和五十三年
日本史籍協会編『佐々木老候昔日談』東京大学出版会　昭和五十五年
東京大学史料編纂所編『保古飛呂比　佐々木高行日記　巻三十』東京大学出版会　昭和四十五年～五十四年
田中助一『防長医学史　上　下』防長医学史刊行後援会　昭和二十六年、二十八年
坂根義久校注『青木周蔵自伝』東洋文庫　平凡社　昭和四十五年
水沢　周『青木周蔵　上　中　下』中公文庫　平成九年
岩崎弥太郎・弥之助伝記編纂会編『岩崎弥太郎日記』同会　昭和五十年

笹間良彦『江戸幕府役職集成』雄山閣　平成十一年
川崎晴朗『幕末の駐日外交官・領事官』雄松堂　昭和六十三年
ルドルフ・リンダウ著　森本英夫訳『スイス領事の見た幕末日本』新人物往来社　昭和六十一年
青木利三郎編『対外交渉史譜』巌松堂　昭和二十年
八木　昇編『幕末動乱の記録「史談会」速記録』桃源選書　桃源社　昭和四十年
田中泰治「横浜軍陣病院―戊辰戦争と横浜―」『郷土よこはま』六十六号　昭和四十八年
ミットフォード著　長岡祥二訳『英国外交官の見た幕末維新　リーズデイル卿回想録』講談社学術文庫　平成十年
栗本瀬兵衛編『栗本鋤雲遺稿』鎌倉書房　昭和十八年
長　幸男校注『雨夜譚　渋沢栄一自伝』岩波文庫　昭利五十九年
宮永　孝『プリンス昭武の欧州旅行』山川出版　平成十二年
日本史籍協会編『徳川昭武滞欧記録　一』東京大学出版会　昭和四十八年復刻
日本史籍協会編『川勝家文書』東京大学出版会　昭和四十五年
宮永　孝『日独文化交流史　ドイツ語事始め』三修社　平成五年
高橋義夫『幕末怪商伝』時代小説文庫　富士見書房　平成七年

島　善高編『副島種臣全集　第三巻』慧文社　平成二十年

第二章
古西義麿「緒方郁蔵と独笑軒塾」有坂隆道編『日本洋学史の研究　Ⅳ』所収　創元社　昭和五十二年
上田　穣「大阪舎密局についての二、三の問題点」有坂隆道編『日本洋学史の研究　Ⅳ』所収　創元社　昭和五十二年
大阪市史編纂所編『明治時代の大阪（上）―幸田成友編「大阪市史明治時代未定稿」―』大阪市史編纂所　昭和五十七年
西岡まさ子『緒方洪庵の息子たち』河出書房新社　平成四年
瀬野冨吉著　原口　泉監修『幻の宰相　小松帯刀伝』宮帯出版社　平成二十年
藤田英夫『大阪舎密局の史的展開　京都大学の源流』思文閣　平成七年
藤野　敦『東京都の誕生』吉川弘文館（歴史文化ライブラリー一三五）平成十四年
小澤三郎『日本プロテスタント史研究』東海大学出版会　昭和三十九年
高谷道男編訳『フルベッキ書簡集』新教出版社　昭和五十三年
松浦　玲『横井小楠』朝日評伝選　朝日新聞社　昭和五十一年

司馬凌海著　関　寛斎校『七新薬』　文久二年
米田該典『洪庵のくすり箱』大阪大学出版会　平成十三年
内村政夫『生薬　薬用植物語源集成』武田科学振興財団　平成十六年
宇留野勝弥『遠山椿吉』私家版　昭和四十三年
M・v・ブラント著　原　潔・永岡　敦訳『ドイツ公使の見た明治維新』新人物往来社　昭和六十二年
小玉順三『幕末・明治の外国人医師たち』大空社　平成九年
寺岡寿一編『明治初期の在留外人人名録』寺岡書房　昭和五十三年
佐賀県厚生部　佐賀県医師会監修『佐賀県医事史』郷土新報社　昭和三十二年
東京外国語学校編『東京外国語学校沿革』東京外国語学校　昭和七年

第三章
陸軍軍医団編『陸軍衛生制度史』小寺　昌　大正二年
石橋長英、小川鼎三、今井　正訳『一八八八年　レオポルド・ミュルレル　東京―医学』日本国際医学協会　昭利五十年
小関恒雄「御雇教師ミュルレルとホフマン一、二」『日本医史学雑誌　第二十九巻三号　第三十四巻第四号』

昭和五十八年、昭和六十三年
大西泰久編　六角征那・高雄訳『御雇医師エルドリッジの手紙―開拓使外科医の生涯―』みやま書房　昭和五十六年
荒俣宏『開拓異国助っ人奮戦記』小学館ライブラリー　平成五年
古畑種基編『東京帝国大学法医学教室五十三年史』東京帝国大学法医学教室　昭和十八年
沢田章編『世外候事歴・維新財政談』原書房　昭和五十三年復刻
松尾正人『廃藩置県　近代統一国家への苦悶』中公新書　昭和六十一年
勝田政治『廃藩置県「明治国家が生まれた日」』講談社選書メチエ　平成十二年
渋沢青淵記念財団竜門社編『渋沢栄一伝記資料　第三巻』渋沢榮一伝記刊行会　昭和三十一年
皇后宮職御藏版『岩倉公実記　中巻』岩倉公旧蹟保存会　昭和二年
平塚篤編『伊藤博文秘録』春秋社　昭和四年
高橋真司「九鬼隆一（上）」『福沢諭吉年鑑　8』所収　昭和五十六年
藤本亮助『兵庫県近世五十傑伝』　昭和二十六年
日本史籍協会編『百官履歴　八八　九鬼隆一』
福沢諭吉『福沢諭吉選集　第十三巻　書簡集』岩波書店　昭和五十六年

寺井美奈子『最後の江戸暦問屋』筑摩書房　平成七年
井上久雄『増補　学制論考』風間書房　平成三年
侯爵大隈家藏版『大隈重信関係文書　第一』日本史籍協会　昭和七年
鍵山　栄『相良知安』日本古医学資料センター　昭和四十八年
『太政類典目録　上、中』国立公文書館　昭和五十一年

第四章

石附　実『近代日本の海外留学史』中公文庫　平成四年
田中　彰『岩倉使節団「米欧回覧実記」』岩波現代文庫　平成十四年
池田謙斎『プロイセン国ベルリン　１８７０－１８７３』彩雲堂　昭和五十九年
大澤謙二『復刊　燈影蟲語』東大生理学同窓会編　昭和五十四年
塩崎　智『アメリカ「知日派」の起源』平凡社選書　平凡社　平成十三年
森川　潤「維新期のドイツ留学生の光と影―ドイツ大学最初の日本人学籍登録者赤星研造について―」『日本医史学雑誌』第四十巻第四号　平成六年
井上　忠　校訂「武谷祐之〈南柯一夢〉巻之三附録　人の巻」『九州文化史研究紀要』第十三号　昭和四十

四年
浦井正明『上野寛永寺　将軍家の葬儀』吉川弘文館　平成十九年
石黒忠悳「西洋医術渡来事情」同好史談会編『史話　明治初年』所収　新人物往来社　昭和四十五年
毛利敏彦『幕末維新と佐賀藩　日本西洋化の原点』中公新書　平成二十年
毛利敏彦『江藤新平　急進的改革者の悲劇　増訂版』中公新書　平成十二年
杉谷　昭『鍋島閑叟　蘭癖・佐賀藩主の幕末』中公新書　平成四年
荒浪市平速記「医学博士　佐藤　進君」『太陽臨時増刊　明治十二傑』博文館　明治三十二年
園城寺　清著　京口元吉校訂『大隈伯昔日譚』冨山房　昭和十三年
土方久徴　藤島長敏共訳『開国逸史　アメリカ彦蔵自叙伝』ミュージアム図書　平成十年復刊
蘇門山人（山口梧郎）『長谷川　泰先生小伝』長谷川泰遺稿集刊行会　昭和十四年

著者紹介

金津赫生（かなづ・あつお）
昭和10年　東京に生まれる。
昭和19年　熊本市に転地。
昭和36年　東京医科歯科大学医学部卒業。
東京医科歯科大学第一内科、都立墨東病院、日本ロシュリサーチセンターを経て
昭和56年　筑波大学医療技術大学部教授
平成11年　定年退官、筑波大学医療技術大学部名誉教授
平成13年より筑波記念会トータルヘルスプラザなどで非常勤医師として検診業務に携わる。

日本近代医学史
西洋医学受容の断層像

2023年1月6日発行
著　者　金津赫生
発行者　向田翔一

発行所　株式会社 22 世紀アート
〒103-0007
東京都中央区日本橋浜町 3-23-1-5F
電話　03-5941-9774
Email: info@22art.net　ホームページ：www.22art.net

発売元　株式会社日興企画
〒104-0032
東京都中央区八丁堀 4-11-10 第 2SS ビル 6F
電話　03-6262-8127
Email: support@nikko-kikaku.com
ホームページ：https://nikko-kikaku.com/

印刷
製本　株式会社 PUBFUN

ISBN：978-4-88877-138-2